疎外感の精神病理

和田秀樹
Wada Hideki

a pilot of wisdom

目次

本書は、ウェブサイトの集英社新書プラスでの連載『「疎外感」の精神病理』（2022年4月～2023年3月）を元に、加筆・修正したものである。

まえがき

心の病は時代を反映するということがあります。私のように精神病理（心の病の心理メカニズムを考える学問）やカウンセリング（もともとは精神分析、その後は森田療法を勉強しています）を専門にしていると、脳や薬の研究をしている精神科医と違って、それを痛感します。

私は現在の本業は老年精神医学ですが、若い頃、アメリカに精神分析を学びに留学しました。そこでは、精神分析以上にトラウマ（心的外傷）について学ぶことが多かったのですが、その後、日本でもトラウマが注目されるようになり、当時、精神科医でさえ知らない人が多かったPTSD（心的外傷後ストレス障害）は、今では知らない人がいないくらいの一般語になりました。

また、引きこもりが社会問題になり、さらには超高齢社会の進展とともに、高齢者の孤独もかなり重要なテーマとなってきました。

現在、精神医学の主流は脳や薬の研究です。全国すべての大学医学部に精神科や精神神経科の医局がありますが、ずっとカウンセリングの臨床や研究をメインテーマにしてきた人が精神科の主任教授である大学はひとつもなく（薬の研究者があとから勉強してそう名乗っているケースはありますが）、9割はその手の生物学的な精神科の研究者です。

そういうわけで私は精神科の教授になれず、臨床心理の教員の職を得るわけですが、我々の指導（などと言うとおこがましいですが）のもとで学生にカウンセリングを受ける方の多くが抱える問題に、ある共通点がありました。

それが、疎外感です。

ひとり暮らしで、外から見たら孤独であっても疎外感を持たない人もいますし、逆に表面的な友人が多くいたり、家族と暮らしていたりしても疎外感を覚える人もいます。そして後者の人たちが多くカウンセリングに訪れます。

彼らには、本音を聞いてもらったとか、ありのままの自分を受け入れてもらったことがないという共通点があり、本当の自分を知られたら、みんなに嫌われるという恐怖があるようです。

一方、良い親子関係が築けていたり、本音を聞いてくれる親友がいたりして、疎外感など経験したことがなかった人を疎外感の世界に陥れるものにトラウマがあります。

たとえばレイプ被害にあったり、震災などで、それまで信じていた世界が崩れたりすると、人間や自分の運命が信じられなくなって、一気に疎外感の世界に陥ることは珍しくありません。私が学んできたトラウマの病理も、このような形でそれまで生きていた時間とトラウマ後の時間がつながらなくなるというものでした。また私の精神分析のアメリカの師匠であるロバート・ストロロウ博士もトラウマの最大の病理は人間、あるいは生きている世界への不信だと論じていました。

もうひとつ、私が問題にしたいのは、疎外感恐怖の病理です。

仲間はずれにされたくないから、自分の本当の意思に関係なくみんなに合わせる。多数派に合わせていれば、生き延びることができる。

こういう発想で、本音を出せず、多数派に従ってしまう人が多くいるような気が私にはしてなりません。少なくとも、そういうことに疲れたという患者さんは多数います。

今回のコロナ禍で、欧米と比べ物にならないくらい自粛が当たり前になり、みんながしている限りマスクをはずせない心理は、疎外感恐怖の象徴的なものと思えてなりません。

このような形で、日本人の疎外感と疎外感恐怖について精神科医として観察、考察し、どのような解決の可能性があるかを提示したものが本書です。

疎外感や疎外感恐怖に苦しんでいる方の一助になれば、著者として幸甚です。

本書の編集の労をとってくださった集英社新書の金井田亜希さんにこの場を借りて深謝いたします。

第1章　日本人を蝕《むしば》む「疎外感」という病理

心の治療の目標は人が素直に甘えられるようになることである

35年以上も精神科の臨床をやっていると、あるいは、臨床心理の教員として、臨床心理士の卵の人たちに、心の治療を教えていると、いわゆる心の治療とは何のためにやるのだろうとふと考えることがあります。

精神科医としては、薬を使って幻覚や妄想、あるいは抑うつ気分や不眠、食欲不振などの症状をとってあげることができれば、それでいいかと思うこともありました。

あるいは、社会適応をよくしてあげる、つまり学校臨床の観点からは、不登校の子どもが学校に行けるようにしてあげる、産業精神医学の観点からは、復職して、きちんと仕事ができるようにしてあげればいいという考え方もあります。

最近の精神医学や心の臨床のトレンドとしては、人々のものの見方を多様にして、窮屈な考え方から解放してあげるというものがあります。たとえば、「かくあるべし思考」で自縄自縛になっている人にそうでない考え方もあるよと思わせてあげたり、「これからどんどん不幸になっていくに決まっている」と思って落ち込んでいる人に、そうでない可能性もあることをわからせていくというような心の治療です。

私が長年勉強していたコフート学派をはじめとする現代精神医学の世界では、人に素直に頼れるようになるということを重要な目標としています。

精神科医や心理カウンセラーとの心の交流を通じて、「本音を言っても受け入れてもらえるのだ」「つらいときは泣きついていいのだ」という体験をすることで、世の中のほかの人に心を開くことができるようになり、もちろん相手を選んでのことですが、素直に甘えることができるようになれば、その人が生きることがかなり楽になります。

依存症は、日本よりカウンセリング治療がはるかに進んだアメリカでも治療が難しいとされる心の病なのですが、その治療法としてきわめて有効とされるものに、自助グループがあります。

アルコール依存症やギャンブル依存症になると、周囲からもダメな人間と見られ、激しい自己嫌悪に陥るのですが、そのことがさらに、彼らをアルコールやギャンブルに走らせます。

自助グループでは、まわりも同じアルコール依存症やギャンブル依存症なので、素直に自分の弱い気持ちや、やめられないつらさをさらけ出すことができます。それを抱えながらアルコールやギャンブルをやめているメンバーをほめあいます。

そして、メンバーに素直に甘えることができ、「物質や行為（ギャンブルや買い物など）への依存」から「人への依存」への移行ができれば治療がうまくいくということです。

こういうことを自らが体験し、見聞きすることで、素直に人に頼れるようにしてあげること、あるいは、自分が患者さんにとって頼りになる対象になってあげること（この表現は恩着せがましくて嫌いなのですが、こちらが能動的でないとなかなかそうならないのであえてこの表現を使いました）が私の重要な目標となっています。

中高年以降にも広がり続ける「引きこもり」

患者さんだけでなく、世の中全般の人たちを精神科医の立場から見ると、この手の、素直に人に頼ることができないで何らかの形で苦しんでいる人はとても多いように思えます。人とうまくつながれない。安心してつながっている感覚が持てない。そんな疎外感を覚えている人が多い気がするということです。

実は、この疎外感こそが日本人の心の問題の中心テーマなのではないかと私は考えるようになりました。

引きこもりが社会問題になってから30年以上経《た》ち、８０５０問題という言葉が話題になりました。

子どもの頃に引きこもりになった人が50代まで引きこもりを続け、親が80代になり面倒が見られなくなってしまうという悲惨な状況ですが、人間というのは一度引きこもってしまうと、より人と接することが怖くなり、また疎外感を膨らませていくので、引きこもり状態がズルズルと長くなってしまうのです。

実は、内閣府が２０１８年に40〜64歳の人を対象に行った実態調査によれば、初めて引きこもり状態になった年齢が19歳までの人はわずか2・1%にすぎず、4割近くの人は50歳を過ぎてから引きこもりになったとされています。

「引きこもり状態になったきっかけ」の1位が退職でした。

会社を辞めてしまうと人間関係が持てず、そのまま引きこもりになってしまうということですが、退職をきっかけに強い疎外感を持ち、もう人間関係には入れてもらえないという絶望が生じてしまう人が少なくないというのは、精神科医の目から見ても確かなことです。

2021年12月に起きた大阪の心療内科クリニックの放火事件も、私自身がカウンセリングのクリニックも経営しているので、ショッキングな事件でしたが、自らも火の中に飛び込み死亡した被疑者は40代の後半に離婚、退職などが続き、その後は引きこもり同然の生活を送っていたとのことです。

人を巻き添えにして死のうという考え方は特殊なものであっても、このような形で疎外感をつのらせている人が少なくないのは確かなことでしょう。

私も高齢者対象の精神科医を本業としているのですが、引きこもりは若い人の問題というより中高年以降の重大な問題だと考えるようになりました。

さらに言うと、若い頃の引きこもりと違って、声をかけてくれる家族がいなくなってしまうという深刻な問題もあります。

それを福祉とつないで、人とのつながりを復活させていくというのも精神科医の重要な仕事となってきたのですが、そういうスタッフになかなか心を開いてくれず、疎外感が収まらない人がいるのは、悩みの種なのです。

「みんなと同じ」現象の蔓延《まんえん》

このように目に見えた形で、人とうまくつながれず、自分の世界に引きこもるというのも、疎外感の精神病理の代表的なものですが、表面的なつながりしか持てないという病理もあります。

『モラトリアム人間の時代』というベストセラーを出し、精神分析の立場から日本人の精神病理に洞察を加え続けてきた精神分析学者の小此木啓吾《おこのぎけいご》氏は、1980年に発行した『シゾイド人間―内なる母子関係をさぐる』（朝日出版社）という著書の中で、「同調的ひきこもり」という概念を提唱しました。

小此木氏によると、現代型のシゾイド（分裂気質）というのは、孤立したり、引きこもったりするのではなく、むしろかかわりを避けるために「表面的には相手と調子を合わせ、にせものの親しみを示したり、社交性を出してとりつくろう。しかし、それはほんとうの情緒的かかわりではない」（同書208ページ）ということです。

彼らは情緒的なかかわりあいを避けるために、周囲に同調をしているのか、それとも上手に人と情緒的にかかわれないけれど、疎外感が怖いために表面的に調子を合わせているのか、実際には、どちらのタイプもいるのでしょうが、表面的な同調が日本人に強まっているのは確かに思えます。

日本では同調圧力が問題にされることが多いですが、この手の心理が働いている人は、圧力がなくても周囲に合わせてしまうという特徴があります。

私自身、精神科医になってから日本人の「みんなと同じ」現象に長年注目してきました。おそらくピンク・レディーがブームになった1970年代後半からだと見ていますが、それまでは「御三家」の誰かのファンというような形で、クラスが派閥のようなものに分かれ、人と多少ぶつかっても自分の趣向を明らかにしていたのが、クラス全体が同じアイドルやゲーム、アニメのファンでまとまってしまうという現象が始まります。

たとえば、1980年代にはシングルレコード、CDのミリオンセラーは10年間で12曲しかありませんでした。当時のミリオンセラーの多くはすべての年代の人が歌うような曲で、演歌などが何年かかけてというパターンも少なくありませんでした。

それが90年代になると、91年には7曲が、それ以降は毎年10曲以上がミリオンセラーになり、95年には28曲がミリオンセラーになっています。そして、ほとんどが若者向けの曲なので、その世代の若者の1割近くが買うなどという曲が珍しくありませんでした。

当時、ある曲が売れればそれが止まらなくなってみんなが歌う、ある曲が売れているときにはそれに集中するというような現象が次々と起こりました。

これは今もって変わらない気がします。それどころか、巨大ブーム、メガヒット現象はさらに拡大しているように思うのです。

別に強い同調圧力がないのに、若者たちが次々と同調し、「みんなと同じ」になっていくのです。

もちろん、これは音楽の世界だけでなく、コミックスの世界でも、ゲームの世界でも起こったことでした。

音楽の購入手段がCDから配信が主流となっていき、CDが昔ほど売れない時代になっていくわけですが、それでもAKB48のように出せばミリオンセラーというひとり勝ちグループは生まれました。

そして、ゲームの世界やコミックスの世界では、記録を塗り替えるような何百万単位の人が購入する現象が続いています。

どちらかというと購買者の年齢層が高く、自分を持っている人が多いため、ブームやメガヒット現象が起きにくいと考えられる書籍の世界でも、2003年に刊行された養老孟《たけ》司《し》氏の『バカの壁』（新潮新書）が400万部を超えるメガヒットになりました。

このメガヒット時代の背景には、「同調的ひきこもり」とか、疎外感恐怖があるように精神科医の私には思えてなりません。

同調する友達は多いが、親友がいない

ＳＮＳの時代になって、この疎外感恐怖はさらに強まった気がします。

たとえばＬＩＮＥの場合、自分が送ったメッセージがちゃんと読まれているかがわかるわけですが、読んでもらえているかが不安になり、また読んでもらっているのに返事がないとさらに不安になります。

Facebookにしても Instagramにしても、「いいね！」がもらえないと不安になるし、なるべく「いいね！」をもらえるように無難なものや「盛った」ものを発信します。

確かに、この手のＳＮＳの発達のおかげで昔よりはるかに多くの数の「友達」を持つことができるし、はるかに多くの人とつながることができます。

しかし、一方で、本音をさらけ出し、言いたいことを言える「親友」が持てない人は多いようです。

言いたいことを言って嫌われるのが不安なのか、ネットで自分の名前を出して自分の考えや経験を表明する場合は、「いいこと」しか言わないものです。

私もこれは表面的な付き合いを望み、深いかかわりを避ける「同調的ひきこもり」なのだろうと考えていました。パーティで盛り上がるが二次会はやらないアメリカ型の付き合いのようなものなのだろうと。

しかし、少なくとも私が患者さんや若い人たちと話をする限り、本当は親友が欲しいという人はかなり多く、深い人付き合いは煩わしいと答える人は意外に少ないようです。

むしろ、そこには「嫌われ恐怖」「仲間はずれ恐怖」「疎外感恐怖」のほうが背景にあるように思えてならないのです。

実は、これは子ども時代から植え付けられてきたもののようです。

東京都の学校職員であった森口朗《あきら》氏が2007年に刊行した『いじめの構造』（新潮新書）という本があります。

同書では、現代型のいじめというのは、最終的にいじめられっ子を自殺に追い込むような暴力的なものではなく、スクールカーストという序列構造から追い落とすという形をとるという考察がなされています。

人気者でリーダーシップをとる1軍と、それに合わせてクラスの雰囲気を作っていくフォロワーの2軍があり、仲間はずれの3軍がいるという構造がスクールカーストと言われるものです。このカーストでは勉強ができるとか、お金持ちの子であるとか、スポーツができるとかいうことで1軍になれるわけではありません。スクールカーストの実態を大規模で直接的なアンケートで解き明かした、『教室内《スクール》カースト』（光文社新書、2012年）の著者である教育学者の鈴木翔《しょう》氏によると、これはまさに序列であり、周囲からの人気による権力構造だそうです。

森口氏によると現代型のいじめは2軍から3軍に落とされ、仲間はずれにされるという形をとるとのことです。

それを避けるために、みんなに合わせ、1軍の人が好きだというものはアイドルであれ、ゲームであれ、歌であれ、好きにならないといけないのです。

このような環境で育つと、仲間はずれにされること、友達が少ないことはまさに恥であり、自己否定につながるようになってしまうのでしょう。

これが、疎外感恐怖の原型を作っているのではないかと私は考えています。子ども時代に植え付けられたカーストから追い落とされる恐怖は、おそらくは大人になっても続くのでしょう。

いじめ問題が初等中等教育においてメインテーマになっていく中で、いじめはいけない、みんな仲良くしなさいという話になったのですが、そういう価値観の中では、友達が多いほどすばらしい人間ということになります。

逆にみんなと仲良くできない人間は「落ちこぼれ」とも言えます。

彼らはＫＹ（空気読めない）、コミュ障と蔑まれるわけですが、そうならないために自分の本音を隠して、無難な形でみんなに合わせていくのが習い性になっていくのでしょう。

しかし、彼らは本当の自分を受け入れてもらった経験に乏しいので、心のどこかで空虚感や疎外感を覚えているように思えてなりません。

彼らに本音がないわけではありません。だから、匿名が保障されたとたんに攻撃的になる人は少なくありません。ただ、これも他人にのっかる形のものですし、過度に攻撃的なので、本音と言えるものかはわかりませんが。

コロナ禍に続くウクライナ情勢を疎外感から読み解く

この文脈で考えると、コロナ禍が始まったときの日本人の異様な同調圧力のようなものも理解しやすいかもしれません。

コロナ禍が始まってから、街に出る日本人のほとんど全員がマスクをするようになるのにさほど時間がかかりませんでした。

欧米ではマスク派と反マスク派の間で一触即発のような対立が生じましたし、反自粛の抗議活動も目立ちました。

日本はそれよりはるかに死者も感染者も少なかったのに、このような対立はあまり見られませんでした。

そして、ワクチン接種が進み、またオミクロン株が流行するようになってからの弱毒化もあいまって、欧米は自粛をやめ、マスクをはずす人が圧倒的な多数派になっていったわけですが、日本ではみんながマスクをしている限り、それをはずそうとする人は少数派のままです。

いつまでマスク暮らしが続くのだろうという違和感を覚えている人は、多数派とは言えなくても少なくないと私には思えるのですが、それを言い出しにくい雰囲気が、感染症法上での位置付けが季節性インフルエンザなどと同等の5類になってからも続いています。

これについては日本人が同調圧力に弱いという形で論じられることが多いのですが、私は前述のような文脈から、疎外感の恐怖＝「みんなと同じ」からはずれる恐怖が、その心理的背景にあるように思えてならないのです。

これまでもさまざまな形のメガヒットが生まれてきたのですが、ここまで全員が同じファッション、全員が同じような行動をするというのは、戦時中以来のことでしょう。

当時は、もちろん憲兵も特別高等警察も怖かったのでしょうが、それ以上に人の目が怖かったし、仲間はずれが怖かったのでしょう。

戦争が終わって人々は自由な空気を吸いました。人の目が怖くなくなり、自由でいいという保障がアメリカから与えられました。

でも、その後も会社や村社会の共同体で人目はそれなりに気にしていたと思います。ただ、東京に出ていくなどの形で逃げることもできたので、そこまでの仲間はずれ恐怖はなかったように思います。

それが今、逃げ場のない形で仲間はずれ恐怖が蔓延し、ものすごい同調圧力となっています。

その後続いた、ロシアによるウクライナ侵攻についても日本国内では大部分の人の声が反ロシア、反プーチンとなったわけですが、アメリカでさえ、NATOの東方拡大やそれを否定しなかったバイデンにも非があるというようなことが言われているのに、日本では、そのような発言はほとんど聞こえません。

もちろんプーチンのやったことは許されることではありませんが、異論が許されないことに居心地の悪さを感じる人もいることでしょう。

そこに仲間はずれ恐怖、疎外感恐怖の蔓延を感じてしまうのです。

現代日本人の心理を読み解くキーワードとしての疎外感

こうして見ると、疎外感の精神病理というのは、引きこもりや独居高齢者、あるいはアルコールなどの依存症のような、社会からはずれ、孤独に陥ってしまう疎外感の問題だけでなく、疎外感を避けるために、知らず知らずのうちに人に合わせたり、言いたいことが言えなかったりする不自然な生き方も含むものだと私は考えています。

確かに目に見える疎外感、孤独が日本において重大問題であることは間違いありません。

2021年には孤独・孤立対策担当大臣が設置されました。

社会的引きこもりという言葉が、精神医学の世界だけでなく、一般の世界でも知られるようになり、その数は100万人以上とされ、最近ではそういう人たちが中高年になっても同じような状況という社会的問題になっています。

一方、依存症については、第7章で詳述しますが、2013年に『「依存症」社会』（祥伝社新書）という本を出したときに調べたところ、軽い人も含めて診断基準にあてはまるレベルの、アルコール依存230万人、ギャンブル依存560万人、インターネット依存270万人と言われ、社会を脅かす深刻な病気となっています。これも前述のように人に依存できない状況が生んだ、孤独の病と言えるものです。

そして年々増える独居高齢者も高齢化の中で大きな問題と言えるでしょう。

ただ、物理的にひとりでいることと、心理的に疎外感を覚えることは、少なくとも精神医学の立場からは別の問題です。

そして、この心理的な疎外感が、自分の言いたいことを押し殺したり、周囲との同調が生活の基本パターンになっていたり、自分の言いたいことより周囲にどう思われるかのほうを優先して考えたりするSNSのユーザーのベースになっているとすれば、疎外感は、孤独でない人、それなりに適応している人のかなりの部分にとっても重要な問題であることは否めないような気がします。

そういう意味で、「疎外感」は現代日本人の心理を読み解く重要なキーワードだと私は考えるのです。

第2章　コロナ禍と疎外感

人と人を引き離したコロナ禍

前章で、心の治療の目標は人が素直に甘えられるようになることだと書きました。精神科医の目から見ると、コロナ禍がいつまで続くのかは重大事でした。というのも、コロナ禍は、人と人とのつながりを一気に引き裂くものだったからです。

ソーシャルディスタンスと言って、人と人とが一緒にいる際は、一定の距離をとらないといけない。

人と人が一緒に食事をすることはなるべく避ける。もし会食する場合は、パーテーションというアクリルの壁を間に立て、会話は慎まないといけない。

仕事を終えたあと、愚痴を肴《さかな》に酒を飲むことは厳禁。

不要不急の外出も禁止。

原則的にマスクをして日常生活を送り、表情は見せない。

そのほかにもいろいろありますが、コロナ禍以前の、精神科医が患者さんに方向づけるものとはまったく逆のものだらけです。

患者さんには、もっと人を信頼し、人と接し、人と話し、ストレスがたまったら仲間と酒が飲めるようになればいいねと言ってきたわけですから。

コロナ禍になって以来、たとえばマスクをしていない人がエレベーターに乗ってくると汚いもののように見て、不快そうにする人は珍しくありませんでした。どんなに多いときでも人口の100人に1人（検査をすればもっと多いかもしれませんが）しか感染していない病気（ふつうの風邪やインフルエンザでは10人に1人になることもあります）で、みんなが推定「有罪」の扱いを受けるわけです。

実際には感染していない確率のほうがはるかに高いのに感染者同然の扱いを受け、マスクをしていないだけで人から忌み嫌われる存在になってしまいます。もちろん、ある一定の確率で感染しているわけですから、感染していないと思われる人もマスクをして感染を予防するという考え方は間違いではありません。しかし、一方で、人を見たら感染者、あるいは感染しているかもしれない人と見るのは、ある種の認知のゆがみです。

我々、精神科医の仕事のひとつに、過去のトラウマ的な出来事から「人を見たら泥棒と思え」という人生観を持つ人に、「渡る世間に鬼はない」とまでは言わないけれど、少なくとも鬼ばかりではないから、「ときには人を信用しようよ」「ためしに人を信用してみれば」という形で、認知を変えていくことがあります。

ところが、コロナ禍において、すっかり「人を見たら泥棒」が定着してしまいました。人が人を信用できなくなるというのは、心理的に見たら孤立状態と言えます。

こうして、コロナ禍の中で疎外感を強めた人が少なくないというのが私の診たてです。

表情を見られないことが楽なマスク依存の病理

さて、人と人が関係を築いていく上では言語的なコミュニケーションだけでなく、表情などの非言語的なコミュニケーションが重要となります。

心理学の世界で、コミュニケーション論によく引き合いに出されるものに、メラビアンの法則と言われるものがあります。

感情や態度について矛盾したメッセージが発せられたときの人の受けとめ方を調べた実験で、人の行動によって他人に影響が及ぼされる割合は、話の内容などの言語情報が7％、口調や話の早さなどの聴覚情報が38％、見た目などの視覚情報が55％であったということがわかったのです。

これは話の内容より表情やしゃべり方のテクニックが大切ということではなく、たとえば顔つきと話の内容が違うとき、視覚情報、つまり表情のほうを信じるということです。

現実に人間は、本当におかしいと思って笑うときには、まず口が笑い出し、続いて目が笑います。口と目の動きには若干のタイムラグがあるのです。一方、作り笑いでは、口と目が同時に笑い始める。意図的に笑顔を作ろうとすると、口と目が同時に動いてしまうのです。こういうことを経験的に知っているので、表情、とくに口の動きは相手の本心を知る大きなヒントになります。

このように人間というのは、表情を見て、相手の感情や本音を探るので、マスクの存在はかなりコミュニケーションの邪魔になるわけです。

欧米では、マスクをはずすことが解禁されるや否やほとんどの人がはずしたのはこれが大きな理由となっています。

日本でも、コロナ禍が多少収まりつつある現在、問題になっているのは、マスクをいつはずすかということです。

最近の日本の夏は猛暑が続きますが、マスクをしていると熱中症のリスクが高まるという現実的な問題もあります。その一方で、マスクをはずすのが恥ずかしいとか、マスクがあったほうが楽という声もインタビューなどでは散見されます。私も学生などに聞くと同じ声が少なからずあります。

人に表情を読み取られないことになれると、そのほうが楽になるのかもしれません。

しかし、このような非言語的コミュニケーションが遮られると、人間関係はなかなか深まりません。

つまり、マスクは人間関係を深めたい人、相手のことをもっと知りたい人には非常にフラストレーティブなものになるし、表面的な人間関係でいいと思っている人には楽なツールになるということでしょう。

マスク依存という言葉が最近は使われるようになりました。

マスクがあるほうが楽だとか、マスクをはずした顔を見られたくないという心理が働くため、規制が緩くなってもマスクをはずせない人たちのことを指すようです。

精神医学の世界では、身体《からだ》に悪いと思っている、やめたいと思っている、それなのにやめられない状態を依存症と言います。

アルコールにしても、タバコにしても、ギャンブルにしても、買い物にしても、やめないと身体が蝕まれていく、あるいは、財政が破綻したり、社会生活を営めなくなるとわかっているのにやめられないなら依存症とされます。

夏の暑い盛りに、マスクをはずさないと熱中症のリスクが上がることがわかっていて、かつ感染するリスクもほとんどない状況下にいてもやめられないなら、立派なマスク依存症ということになります。

その依存症の大きな理由が本心を知られたくない、表情を見られたくないということであれば、ある種の引きこもり、あるいは疎外感の病理と言えるのではないでしょうか？

あぶり出された人と会うのがストレスの人

マスク以外にも、コロナ禍では多くの人が楽になったことがあります。

テレワークやオンライン授業の普及によって、人に会わなくてすむことが、多くの人を楽にしたのです。

実は、コロナ自粛が始まったときに、私は精神科医の立場として、短期間の自粛生活はともかくとして、少なくともその長期化に警鐘を鳴らしていました。

外に出ない、人と話ができない、居酒屋で職場の憂さ晴らしができない、そういうストレス解消が困難な生活が続けば、うつ病は間違いなく増えます。

生物学的に見ても、人間は日光を浴びることで、セロトニンという神経伝達物質の分泌が増えることが知られています。逆に日光を浴びないと、セロトニンの分泌は減ります。このセロトニンは脳の中で働くときは幸せホルモンと言われ、幸せな気分を高めるとともに不安感を軽減してくれます。逆に足りなくなると、不安になったり、イライラしたりしますし、そのような状態が続くとうつ病になってしまうのです。

ヨーロッパでは、冬場に太陽が昇らない極夜と呼ばれる日が続く地域があります。そこまでいかなくとも、ほとんど日があたらない日々が続く冬場のある地域では、冬季うつ病と言われるうつ病が増えることが知られています。

こういう際の治療として、高照度の光を1時間程度浴びる光療法というものがあります。日の光を浴びない生活は、うつ病のリスクになるのです。もちろん、思い切り部屋を明るくすることで、そのリスクは軽減します。日本が欧米に比べて冬季うつ病が少ないのには、蛍光灯（最近はLEDでしょうが）を使い、採光のいい家に住むということがあるのだと思います。欧米では相変わらず蛍光灯は喜ばれず、間接照明が好まれています。

いずれにせよ、自粛生活によってうつ病は間違いなく増えたはずなのですが、私の外来でもそうですが、感染を恐れて、精神科の受診は減少傾向でした。

さらに言うと、外でお酒を飲んではいけないので、ひとり飲みが増え、昼間家にいることで疲れないこともあって、眠れないために飲酒する人も増えます。

アルコールは脳内のセロトニンを減少させる作用があるので、うつ病になった人はさらに悪化させてしまいますし、またお酒の量がどんどん増えていっても、それに対する歯止めがかかりにくい（とくに24時間、コンビニでアルコール飲料が買える日本はそうです）のでアルコール依存症のリスクも高まります。

みんなでわいわい飲んでストレスを発散させたり、愚痴を聞いてもらいながらお酒を飲むというのはメンタルに好影響もあるのですが、ひとり飲みはメンタルには悪いことだらけです。

さらに自粛が続くことで経済も悪化し、失業や廃業が増えることも重なるので、私はコロナ自粛で1年に1万人は自殺者が増えるだろうと予想していました。

日本の自殺者数は2011年まで14年連続して3万人を超えていました。その頃と比べても諸条件が悪いのですから、コロナ禍が始まる前の2019年の自殺者数2万169人が1万人増えても何の不思議もありませんでした。

しかし、2020年も2021年も自殺者数は2019年と比べて1000人程度しか多くありませんでした。

もちろん本当に私の予想が外れてよかったと言えるのですが、その理由は考えないといけません。自分も公言していた責任を感じてあれこれと考えたのですが、私の仮説では、テレワークやオンライン授業のおかげではないかということです。

9月1日は18歳以下の自殺者がもっとも多い日として知られています。夏休みがあけ、学校に行かなければならないのが、それだけのストレスだということです。

また、厚生労働省の「労働安全衛生調査（実態調査）」によると、職場で強いストレスを感じている人は、2018年時点で58％に達するとのことでした。そしてその3割以上が人間関係のストレスです。

つまり、テレワークやオンライン授業で、職場や学校に行かなくなってストレスが減ることで、私が増えると予想した1万人程度の自殺が相殺されたのではないかというのが私の仮説です。

それがあたっているかどうかはもちろんわかりません。

ただ、職場に行かなくていい、学校に行かなくていいということがメンタルに好影響を与えたり、精神的に楽になる人が相当数いることは明らかになりました。あるいは、会社や学校に通っているうちは気づかなかったのに、そこに行かなくてすむのがこんなに楽なのだと自覚した人も少なくないでしょう。

ひとりのほうが好きなのだから、本人は疎外感を経験していないかもしれません。ただ、人と交わることに心理的困難を感じ、誰かに頼るよりひとりのほうがいいというのは、精神科医のお節介かもしれませんが、やはり疎外感の病理のように思えてなりません。

人に会いたくても会えない疎外感

一方で、人に会いたくても会えない、わいわいとお酒でも飲んで騒ぎたいのに騒げないという状況は、そういうことが好きな人には、かなり強い疎外感を与えたようです。

近年、有名人の自殺が相次いで報じられましたが、お酒が好きで仲間と楽しむのが好きな人もそこにはいたようです。

前述のように、アルコールは大勢で飲む分にはメンタルヘルスにむしろよい側面もあると思われるのですが、ひとり飲みはうつを誘発するし、またうつ病を悪化させます。

このような要因も十分考えられるのですが、やはり一方で、人に会いたいのに会えない疎外感から、どんどんうつを悪化させていったということも否定できません。

そして最終的には命を絶つことにつながったというケースは、おそらく報じられている有名人以外にもかなりの数であるはずだと私は見ています。

コロナ禍はさまざまな形で、このような人に会えない疎外感を生み出しました。たとえば、前述のアルコール依存症などの自助グループも中断になったというところが多いと聞いています。人と人とで支えあうことでどうにかアルコールを断っていたのに、その支えを失うことで元の世界に戻った人もいるでしょう。

コロナ自粛の中でもパチンコに行き続けている人は、おそらくはある種の依存症と言っていいくらいです。これも、GA（ギャンブラーズ・アノニマス）などの自助グループに行けなくなったことで逆戻りしている人が少なくないはずです。

依存症の中で、唯一救われている面もあるのはニコチン依存症の人かもしれません。喫煙所にはコロナ禍の中でもかなりの人だかりができていました。世間から迫害されている人同士の連帯感なのか、知らない者同士（私の観察ですが）が話して笑っている姿もよく見かけました。依存症の人たちの中で例外的に人とつながっているように私には思えてなりませんでした。

ただ、このような例外を除くと、依存症の人たちが人に会えなくなることで病状を悪化させていることは少なくないと思います。

いくらコロナ禍でも、ある程度は人とのつながりは確保しなければならないということを痛感させられました。

老年医療の世界では、高齢者が感染した際に重症化や死亡のリスクが高いことから、とくに人と人との距離をとることなどの感染予防が強く求められました。

デイサービスも中断したところが少なくありませんでしたし、いろいろな制約もあったようです。私の患者さんもデイサービスが再開されても「行きたくない」と言ってやめてしまいました。理由を聞くと、人としゃべってはいけないというのでつまらないというのです。ひとり暮らしだったり、家族が働いていたりすると、昼間、動くことや話すことがほとんどなくなるので認知症が進行したり、足腰が衰えたりする。それを防ぐために行われるのがデイサービスです。そこで話すことができなくなれば、デイサービスの大きな機能が奪われることになります。また利用者にとっても面白いものでなくなり、続ける動機が奪われるのはもっともなことです。

人と会えなくなる、話せなくなるという問題は、老年医療の現場にも起こったのです。

老年医療に限らず、医療の世界全般に、コロナ禍は人に会いたいのに会えないという状況を生み出しました。入院患者への見舞いがほとんどの病院で禁止されてしまいました。

PCR検査を受けて陰性ならば見舞いができるというところもありましたし、1階の面会室に患者さんが降りてきて面会ができるところもありましたが、それは例外的なものですし、また費用もかなりかかります。また、下に降りてこられる患者さんはいいでしょうが、寝たきりのようになっている患者さんにはそれは不可能だったりします。

そうでなくても病気をすると人間は心細くなるものです。それなのに見舞いに来てもらえない孤独感や疎外感はいかばかりのものでしょうか？　実際、私が耳にする限り、入院中にうつ状態になった人は少なくないようです。

そのために病気の治りが悪くなったり、余計に悪くなる人もいるでしょう。高齢者などの場合は、そのまま亡くなることもあり得ます。

実際、見舞いの禁止は家族にとっても死に目に会えないという問題を生み出しました。葬式のときでさえコロナに感染した遺体の場合はビニールのようなもので包まれて、棺《ひつぎ》の窓から顔を覗《のぞ》くこともできなかったという苦情を聞いたことがあります。

かくして、医療現場では、患者さんの側にも、家族の側にも、ある種の疎外感が生じたようです。

アフターコロナで疎外感が悪化することを防ぐ

このようにコロナ禍はさまざまな形で疎外感の病理を生み出しました。

- 人に表情を見られるコミュニケーションを避けたい人々
- 人を見たら感染者に思えてしまい、近づくのが不安な人々
- 人に会わないほうが楽なので、それを続けたい人々
- 本当は人に会いたいのに、感染がおおむね収まっても、思うように人に会うことができず不満や不安を抱えている人々（これにしても、相手方が感染を恐れているため、会うのを避けるケースもあるでしょう）

ほかにもいろいろなパターンがあるでしょうが、さまざまな形で人間の心のありようを

コロナ禍が変えてしまったのは確かなことのようです。

アフターコロナで、経済やインバウンドやエンターテインメントや飲食産業などさまざまなものを立て直さないといけないでしょうし、政府もそれにかなりのお金をつぎ込むことでしょう。

しかしながら、心の再建、人間関係の再建という声はほとんど聞かれません。

でも、それをやらないと本当の意味でコロナ禍が終わったとは思えないのです。

これには、時間も人手もかかります。また社会の在り方も考えないといけません。

たとえば、学校や職場に来るのが当たり前という価値観がストレスになる人はオンライン授業や在宅ワークを、人と会うほうがメンタルにいいと思う人は学校や職場に来る、などの選択ができるように変えていくことも重要です。どちらがよくて、どちらが悪いのではなく、個人の資質に合わせたほうが合理的でしょう。人に会わないことが好きな人は引きこもりというレッテルを貼られることが多かったわけですが、私はそれが必ずしも病的とは思っていません。

人にはそれぞれの生き方がある。でも寂しいときにはやはり人が必要だし、ひとりではうまく生きていけないときには、人に頼っていいという当たり前の価値観が再建される日を心から願っているのです。

第3章　疎外感恐怖の現象学

疎外感恐怖と同調圧力

前章では、コロナ禍の疎外感の問題を考察しましたが、もうひとつコロナ禍で、精神科医である私が痛感したのは、前述した日本人の同調圧力の強さです。

同調圧力というのは、一般的には周囲が同調するように圧力をかけるというイメージですが、日本人の場合は、積極的に周囲が圧力をかけなくても、場の空気を読んで、勝手に圧力を感じて、それに合わせてしまうような気がします。

もともと、人間には、圧力がなくても、同調してしまうという傾向があります。

ソロモン・アッシュというアメリカの心理学者が7～9人の人（1人だけが実験の対象で、

残りの人はサクラ）に対して、３つの線分のどれが隣のカードに書いてある線分と長さが同じかを問うテストを行いました。

通常は間違うことのないような問題ですが、サクラの全員がわざと間違った答えを言うと、実験対象になった人の約４割が間違え、12回テストをすると一度も間違えなかった人はわずか25％ほどだったそうです。

単に線分の長さを答えるような、とくに圧力や利害とは無縁なものでも、つい人間は同調してしまうのです。

このように、個人主義の国と言われるアメリカでさえ、同調傾向があります。私の見るところ、圧力をかけられるわけでもないのに、日本人がつい周囲に合わせてしまうのは、仲間はずれにされたくないという「疎外感恐怖」によるものです。

たとえば、マスクをしないことで変なやつと思われたくない、周囲から浮きたくない、みんなから嫌われたくない、あるいは仲間はずれにされたくないというのが動機で、熱中症のリスクのある酷暑でもマスクをし続けるとすれば、これはかなり重いレベルの疎外感恐怖と言えます。実害があるのに、疎外感を避けるほうを優先しているからです。

もちろん、本人が実害を自覚していないこともあるでしょう。

マスクをはずすと空気がフレッシュに感じると思いますが、着用中は自分が吐いた息がマスク内にたまり、呼気を吸うことになります。それは酸素濃度が下がった、二酸化炭素濃度の高い空気なので、身体によくありません。またマスクをしていると口呼吸になり、唾液の分泌量が減るので歯周病になりやすいという指摘もあります。

すでに述べましたが、精神医学の立場から見ても口を隠すことで表情でのコミュニケーションが困難になるとか、普段笑顔を見ていないことがストレスフルであるという問題があります。

ただ、これらはこれまであまり一般に意識されてきませんでした。ですから、感染予防のためにマスクをし続けようと人々が思うのは自然なことですし、まわりに合わせてマスクをすることも病的とは言えません。

しかし、感染が落ち着いた状態で、熱中症で倒れそうになっているのにマスクをし続ける、そして、その理由が疎外感への恐怖なら、かなり病的と言っていいかもしれません。

マスクに限らず、「自粛警察」なるものが現れたり、このコロナ禍では同調圧力が高まったことは事実です。
その背景に、日本人にとくに顕著な疎外感恐怖がある、と私は見ているわけです。

疎外感恐怖を醸成する学校教育

コロナ禍では、老若男女を問わず、日本人の疎外感恐怖が露《あらわ》になったのですが、私は若い世代ほど疎外感恐怖が強いと見ています。

というのは、ある時期から学校が疎外感恐怖を醸成する場になっていったからです。

戦争に負けた日本は旧来の特権階級が退場することになり、たとえば財閥などでも世襲のオーナーが追放され、高学歴の番頭クラスの人間がトップにつくようになりました。官僚にしても上がいなくなるので、40代くらいで次官になる人が続出しました。

戦後は学歴を通じて誰もがチャンスを与えられる時代となりました。政策的に国立大学優位で、学費も非常に安く抑えられ、貧しい家でも在学中にアルバイトをすれば卒業できるという状態だったので、非常に多くの人がこの競争に参加しました。ただし、まだまだ国が貧しかった時代には、浪人は許されず、東京大学に1点差で落ちるような高学力の人間が、高卒で労働者になるということも珍しくありませんでした（こういう人たちが労組のトップに立つので、経営陣にも議論で打ち勝って、日本が中流社会になったという説もあります）。さらに言うと、戦後のベビーブームで競争相手もきわめて多い状態でした。

かくして受験競争は空前の厳しさとなりました。

一方で、それによって若者の心身に悪影響を及ぼすという批判も高まりました。1950年代になると四当五落なる言葉が生まれます。受験に合格するためには5時間睡眠では勉強時間が足りず、4時間睡眠で勉強しないと合格できないという意味の言葉ですが、受験競争の過酷さを批判する端緒になります（これについては当時の東大教授の調査で、東大に合格した人は入試直前の時期に平均8時間以上睡眠をとっていたということが明らかになるのですが、今も昔もマスコミは、煽《あお》る一方な上に不勉強なので、このようなデータは無視されます）。

特定のトップ校でないと東大に合格できないという事態と、そのための高校受験の競争の激化が問題にされ、高校受験で学校群制度などが導入され始めるのは1960年代の話です。

私が灘《なだ》中学を受験したのは1973年、東大を受験したのは1979年の話ですが、受験勉強で性格が悪くなるなどという話が公然と語られていました。

こういう世論を背景に、学校の中で競争排除の動きが高まります。

70年代には、学校で成績順位を貼り出すということはまずなくなりました（地方によるでしょうが）。

建前は、勉強ができない子どもを傷つけないためでしたが、すると運動会で順位をつけるのは、スポーツが苦手な子どもを傷つけることにならないかという議論が生じます。

たとえば、徒競走で1位を表彰するのをやめたり、学芸会でも、主役が何度も代わったり、主役のいない集団劇が主流となったりします。

このような形で競争をさせない、差をつけない教育が90年代には当たり前のものとなり、その後もずっと続いているのが現状です。

ただ、ひとつだけ競争が許されるものがあります。

それが友達の数です。

1986年に東京都中野区の中学校で起こった「いじめ自殺事件」を契機にいじめ撲滅への気運が高まり、94年の愛知県でのいじめ自殺の頃には、それが学力向上以上の学校の主要テーマになっていきます。

その中で、学校文化は「みんな仲良く」が目標となるのですから、友達は多いほどいいという話になるのは、ある意味必然でしょう。

勉強であれ、スポーツであれ、芸事であれ、できない人がかわいそうと、競争をやめていくわけですが、コミュ力や友達を作る能力が低い子はかわいそうとは思われません。学校の中で友達の数の多さの競争はどんどん激しいものとなっていくのです。

スクールカーストと現代型いじめ

この流れの中で第1章でも問題にしたスクールカーストなる序列構造が生まれます。

人気者でリーダーシップをとる1軍と、それに合わせてクラスの雰囲気を作っていくフォロワーの2軍があり、仲間はずれの3軍がいるという構造がスクールカーストと言われるものです。

ここで問題になるのは2軍の存在です。

2軍の子どもたちはリーダーシップをとれるわけでも、オピニオンリーダーになれるわけでもないのですが、2軍でいる限りは1軍の子どももほかの2軍の子どもも友達でいてくれるし、仲間はずれにならないですむのです。

友達の数が多いほどいいという学校文化の中では、とても都合のいいポジションです。ただし、いったん3軍に落とされると、一気に友達の少ない「ダメ人間」と烙印《らくいん》を押されてしまいます。子どもにとっては3軍に落とされることは大きな不安なのです。

2軍の子どもたちは2軍という地位を維持するために1軍の考えに従い、クラスのトレンドに従うことになります。3軍に落とされたり、仲間はずれになるのが怖いので、クラスのトレンドとは違う「自分の言いたいこと」は言えなくなります。

もちろん、言いたいことを言って、クラスで受けたり、人気者になったりする可能性はなくはないのですが、受け入れられなければ、仲間はずれになるリスクもあります。そのリスクをとらないのが習い性になってしまうということなのでしょう。

このような形で、疎外感恐怖が学校の中で植え付けられていくのです。

さらに言うと、中学校では1993年頃から始まった観点別評価という調査書（内申書）の評価システムで、ペーパーテストで満点をとっても、教師が「意欲・態度」がダメと評価したらかなり低い内申点をつけられることになりました。推薦入試やAO入試も含めて、学力より、上の人間にどう見られるかのほうが自分の将来を決めるのですから、受けのいい人間になりたいと思うのは、ある種の必然と言えるものです。

かつては学力がトップクラスの人間は、わが道を行くという選択肢もあったのですが、文部科学省の方針ということで東大の理科三類まで入試面接をやるようになったのですから、「受けのいい人間にならないといけない」という子どもたちの強迫観念は強まるばかりです。

便所飯現象は何を意味するのか?

そうした環境で育った子どもたちが大人になっても「友達が少ない」「友達がいない」と思われたくない心理をものの見事に表したものに「便所飯」という現象があります。昼ご飯をひとりで食べるのが恥ずかしくて、トイレの個室で食事をするというのです。

友達が多いほど偉いという価値観は、とりもなおさず友達がいない人間は、ダメ人間、落ちこぼれということを意味します。

それで開き直れるのなら問題ないのですが、そうでないのなら、友達がいない姿を隠さないといけないということでしょう。

高校までであれば、自分の席で食事をすればいいのでしょうが、大学に入ると、学食でひとりで食事をしている姿を見られたくないし、会社に入ると社員食堂のようなところや近所のランチをやっている店でひとりで食事をしている姿を見られるわけにはいきません。

２０１３年発表のサンリフレホールディングス（現社名：交換できるくん）の調査報告では、２４５９人の有効回答数に対して12％もの人がトイレで食事をしたことがあると答えています。50代以上では５％にすぎませんが、20代では19％にはねあがります。

若い人の疎外感恐怖というのは、仲間はずれにされる恐怖だけでなく、仲間はずれにされていると思われるのも怖いということでしょう。

もちろん便所飯については都市伝説だと言う人もいて真偽を疑う声もあるのですが、私が映画の現場で若いスタッフに話を聞くと、トイレではないが階段の踊り場のようなところで学生時代は食事をしていたそうなのです。理由はやはり、ひとりで食事をしている姿を見られるのが嫌だったということでした。

スクールカーストの中、仲間はずれにされないように気を遣うとか、友達が少ないという事実に直面することが、大人が想像する以上に若者にはつらいことなのかもしれません。そして、それが大学生や社会人になっても続くことが、便所飯問題の本質のように思えてならないのです。

もともと日本人には、周囲の状況を読めて多くの人と上手に付き合える人間のほうが優秀と考えられる風潮がありました。2021年、ノーベル物理学賞に選ばれた気象学者・真鍋淑郎《まなべしゅくろう》さんが「私はまわりと協調して生きることができない。それが日本に帰りたくない理由のひとつです」と会見で語って話題になりましたが、私も留学して同じことを痛感しました。協調できなくても業績を上げればいいというアメリカの環境と比べて、日本では協調性のない人間、友達の少ない人間は欠陥品扱いです。

一昔前に流行《はや》った言葉にKYという言葉があります。

現在では若者の間であまり使われなくなったようですが、まわりに合わせることができない人が揶揄《やゆ》されたり、恥ずかしいとされる流れは変わっていないように思われます。

確かに葬式の席で赤いネクタイをしていけば空気が読めていないし、儀礼に反するかもしれません。しかし、言いたいことを言うだけでKY扱いされるのでは、若い人が周囲を常に気にしてしまうのもしかたがないのかもしれません。ただ、周囲と同調してでも、友達が多いほうがいいという価値観には、私はやはり疑問を感じてしまいます。

炎上恐怖のサイバー空間

SNSなどのサイバー空間でも、友達が多いほどいいとされ、空気が読めないと袋叩《ふくろだた》きにあうという状況が現実生活をさらに拡張した形で生じています。

インスタ映えにしても、Facebook上の友達の数やTwitter（X）のフォロワーの数を競うことにしても、どちらかというと「あっと驚いて」感動してファンになるというより、周囲の言いたいことを代弁してくれるようなものが人気を集めます。

有名になればいいという迷惑系YouTuberと言われる人たちはいますが、嫌われることを覚悟で、自己主張するという人は少数派のように思えます。

若者がテレビを見なくなった今でも、テレビに出ている芸能人がネットの世界でスター扱いされていますが、彼らの中でも無難な意見を言う人が昔より増えたように思えてなりません。

本来ネットの世界は、多様な意見に触れ、自分の本音に近い人、考え方が似ている人を探す場のはずです。しかし、たとえばコロナ禍であれば、自粛をしない人やコロナが怖くないと主張する人を袋叩きにする場となり、ウクライナ問題であれば、ロシアにちょっとでも肩を持つ意見を唱えると炎上するという印象が強いのは、私の偏見でしょうか？

ネット空間も、テレビと同様の無難なマジョリティの意見に斉一化され、異論が排除されているのが日本の現状と言えるようです。

いずれにせよ、炎上覚悟で過激な意見が言えるのは、自分に相当な自信を持つごく少数派です。その中で受けのいい人は、スクールカーストの1軍のようになれるかもしれませんが、多くの場合、3軍扱いされて「いじめ」の対象のようになります。

何かネット民に反感を持たれるようなことをすると（なぜ反感を持たれるのかの基準がKYと比べてあいまいなのですが）、激しい罵声を浴びせられ、それに同調する人が増えると、ひどいトラウマになってしまいます。

かくして自殺者まで出てしまうのですから、一般の人が炎上に恐怖を覚え、言いたいことを言うより、無難に「いいね」を求めるのは当然の流れかもしれません。

一方、無難な発信を続け、一定数「いいね」をもらったり、ネット上の「友達」が増えたりすれば、疎外感が軽くなるのも事実です。

自分の本音がわからない

疎外感恐怖の解決法は、おおむね2つあるでしょう。

ひとつは、前述のような形で表面的な友達を増やし、自分が仲間はずれにされていないと実感すること。

もうひとつは、自分の本音を受け入れてくれる親友を見つけて「ひとりじゃないんだ」という安心感を得ること。

もちろん、ほかにもいろいろあるでしょうが、通常はこういうものだと思います。

ただ、私は前者の解決法には違和感があります。

表面的な友達でもいいから数を増やすという方法は、最初は疎外感をいだかなくはなりますが、いずれ友達に嫌われたくない、馴染《なじ》まなければならないという強迫観念のようなものが働きます。そして、ますます自分の本音が誰にも打ち明けられなくなるという状況に陥るためです。

精神分析の世界では、親友は親以外に初めて自分の秘密を打ち明ける対象と考えられています。

子ども時代は、親との一体感が強く、何でも話せます。この時代のケンカは「お前の母さんデベソ」というように、「お前の母さん」を攻撃すれば「お前」を攻撃することになるのです。

ところが思春期になると性的なことを含め、親に言えない秘密が出てきます。それを「こいつなら信頼できそう」と思える人間に打ち明けて、「実は俺も……」という風になって、何でも言いあえる関係になるのが親友です。

ところが思春期になっても、人と違ったことを言うと嫌われる、仲間はずれにされると思っていては、親友を見つけ出して、自分の内面を打ち明ける勇気がなかなか持てません。

オナニーを始めたなどという性的なことであれば、恥ずかしいことだけど、おそらくみんなもしているから打ち明けられるかもしれませんが、自分の本音のようなものは、みんなど違うと仲間はずれにされるという疎外感恐怖からなかなか打ち明けられないのです。

かくして、友達は多くても、親友が持てないということになります。

怒りでも、ネガティブな感情でも、みんなが表明しているものなら、安心して攻撃的になれます。炎上している相手に、普段見せないような激しい攻撃性を見せることができるのは、匿名という安全圏にいるのに加えて、みんなも同調しているという安心感があるからでしょう。一緒に怒っている人に嫌われたくないから、自制も利かなくなります。

マジョリティに合わせているうちに、自分の本音が何なのか、まわりに合わせているだけなのかわからなくなることもあるでしょう。そして、疎外感恐怖の中で、ますます本音を打ち明けることが困難になり、本音を言う相手も見つからなくなるのです。

たとえば恋人ができたり、配偶者ができたりして、本音が家庭の中で言えるのなら幸せなのですが、家庭の中でも嫌われないように無難なことを言い続ける人も多いようです。

疎外感恐怖が今の日本を、とくに若い人たちを動かしているというのが、私の杞憂《きゆう》であることを願っています。

第4章　引きこもりという病理

日本の社会病理とも言える問題

一般の人が疎外感ということでイメージするものに「引きこもり」があるでしょう。

引きこもりという言葉が使われてから久しくなっています。

もともとは1980年に発表された、アメリカ精神医学会の精神疾患の診断基準の第3版であるDSM-Ⅲに載ったSocial Withdrawal（社会的撤退）の訳語として使われたものだったとされています。現在ではHikikomoriが英語版のWikipediaでもかなりの分量を割かれた項目になるなど、日本人の病理として国際的に知られるものとなっています。

昔からこの言葉は使われたようですが、現在のような意味で使われたのは平成期以降だとされています。

仮にそうであったとしても、30年以上この言葉が使われていることになり、近年では引きこもりの高齢化が問題になっています。2019年に約20年間引きこもっていた犯行当時51歳の男性が川崎市登戸《のぼりと》で通り魔事件を起こし、小学生や保護者など20名が死傷しました。さらにその事件に危惧を覚えた元農林水産省の事務次官が、大学院卒業後職についたものの引きこもりのような状態となり、家庭内暴力をふるう44歳の子どもを殺害した事件が起こり、中高年の引きこもり問題が一気にマスメディアを賑《にぎ》わすようになりました。

引きこもりが長期化し、50歳になっても引きこもりの子を支える80歳の親という文脈で、8050問題という言葉も使われるようにもなりました。確かに80歳くらいまでは親がなんとか引きこもりの子どもの面倒を見ることができるでしょうが、それを過ぎるとかなり困難にもなります。そして、中高年まで引きこもりのままの人は改善しないと考えられているため家庭にとっては悲劇となるのでしょう。

実際、引きこもりの長期化、高年齢化はそれ以前から社会問題になっていましたが、2018年に内閣府は中高年層（40〜64歳）を対象とする初めての大規模な調査を行い、中高年層における引きこもりの人は推計で61万3０００人にのぼり、２０１５年の15〜39歳を対象にした調査（推計で54万１０００人）より多くなっていることも明らかにしました。

それらを合計すると１００万人を超え、またその半数以上が中高年の引きこもりであることから、まさに日本の社会病理とも言える問題です。

厚労省は引きこもりについて、「仕事や学校に行かず、かつ家族以外の人との交流をほとんどせずに、６カ月以上続けて自宅にひきこもっている状態」と定義しています。

仕事や学校のように行くべきところに行かず、家族以外とは交流を持たないことと、それが６カ月以上続いているということが重要なポイントだということです。

確かにこのような状態は、かなり異常なことと言えるでしょうし、それが人口の１％もいて、しかも中高年になっても改善しないということであれば、多くの子を持つ親御さんを不安にするのは確かでしょう。

引きこもりの原因は疎外感だけではない

さて、本章では引きこもりと疎外感の問題を論じているわけですが、引きこもりというのは現象であって病気の名前ではありません。

厚労省／国立精神・神経センター精神保健研究所社会復帰相談部（当時）は、2003年に「引きこもり」の概念として以下のものを掲げています。

●「引きこもり」は、単一の疾患や障害の概念ではない
●「引きこもり」の実態は多彩である
●生物学的要因が強く関与している場合もある
●明確な疾患や障害の存在が考えられない場合もある
●「引きこもり」の長期化は1つの特徴である
●長期化は、以下のようないくつかの側面から理解することができる
　生物学的側面
　心理的側面
　社会的側面
●「引きこもり」は精神保健福祉の対象である

引きこもりには、さまざまな原因がありますが、大きく6つのものがあると私は考えています。

1つ目は親子関係です。

さまざまな調査で明らかになっていることですが、「高学歴の両親がいる家庭に多い」「経済的な余裕のある部長、課長クラス以上の親が多い」とされています。

引きこもりの専門家やその治療を行う臨床心理士などに聞くと、親の要求水準が高いとそれに子どもが応えられないときに、「自分はダメな人間」とどうしても自己評価が低くなっていくようです。

2つ目は人間関係のストレスです。

いじめや仲間はずれをきっかけにして引きこもりになるというのはイメージしやすいと思いますが、後述するように、働いていた人が人間関係のストレスから仕事に行かなくなり、そのまま引きこもるというケースが実は意外に多いのです。

3つ目は不登校の延長です。

文科省の定義では、不登校は、「年度間に連続又は断続して30日以上欠席した児童生徒」のうち「何らかの心理的、情緒的、身体的、あるいは社会的要因・背景により、児童生徒が登校しないあるいはしたくともできない状況にある者（ただし、『病気』や『経済的理由』による者を除く）」ということになっています。

病気や経済的理由がないのに30日以上欠席した場合が不登校ということになるわけですが、不登校を続けていて、それが6カ月以上になり、自宅にこもるようになれば引きこもりという結果に陥ってしまうのです。

4つ目は、受験や就活の失敗、大人の場合は失業を契機とするものです。

本人が受験に失敗して、希望の学校に入れなかった、あるいは就活に失敗して、希望の会社に入れなかった、あるいはつとめていた会社から解雇されたなどという場合、もう1年受験勉強をしようとか、受かった学校に通ってみようとか、別の会社でもいいじゃないかなどと思えればいいのですが、それで「ダメ人間」になったという烙印を自分に押すことで、外に出ることを怖く感じたり、恥ずかしく感じたりした場合は引きこもるということにつながります。

5つ目はゲームやネットへの依存です。

こういうものに依存することで外に出なくなってしまうというのは多くの人がイメージするようですが、引きこもりの専門家には異論があるようです。

たとえば「社会的引きこもり」という言葉を世に広めた精神科医の斎藤環《たまき》氏は、引きこもりはゲームに依存するためになるのでなく、引きこもってすることがないからゲームばかりするのだと指摘しています。斎藤氏によると、引きこもりの人はゲーム依存の人たちと違って、とてもつまらなそうにゲームをやるというのです。

ただ、スマホやインターネット依存が人を引きこもり傾向にするのも確かなようです。

2014年の総務省情報通信政策研究所の調査によると「ネットのしすぎが原因でひきこもり気味になっている」と回答した高校生が男子生徒の14・2%、女子生徒の10・8%で、計12・4%もいたのですから、スマホが当時より普及した現在のほうがさらに増えているかもしれません。

6つ目はそのほかということですが、その多くは発達障害（現在は神経発達症が正式な診断名です）や精神疾患によるものです。

引きこもりというのは状態ですから、たとえば自閉症スペクトラム障害の人が対人関係が苦手で、学校や職場に行くのが苦痛で引きこもった場合も引きこもりにカウントされます。

あるいは、統合失調症においても自閉、つまり引きこもり状態というのは重要な症状です。

統合失調症というと、幻覚や妄想が出ておかしな言動をするというイメージが強いかもしれませんが、現在では、この手の症状には薬がよく効くので、むしろ自閉症状が重要な症状と考えられています。自閉症状に多少は効く薬もいくつか開発されてきていますが、やはり引きこもり生活を送る統合失調症の患者さんは少なくありません。

このように引きこもりというのは、多彩な背景で生じる病態なのだということをまずご理解いただきたいのです。

8050の嘘《うそ》

前述の通り、2019年に中高年の引きこもりの人に関連した世を震撼《しんかん》させる事件が起こったために、それまでも話題になっていた８０５０問題が急激にクローズアップされたわけですが、現実の統計を見る限り、若い頃に引きこもり始めて、中高年になるまで引きこもっているというのはむしろレアケースです。

先に触れた２０１８年の内閣府の調査（40～64歳の引きこもりを含めた調査）では、初めて引きこもりになった年齢は19歳以下の人はわずか２・１％にすぎません。多い順では、60～64歳が17％、25～29歳が14・９％、20～24歳および40～44歳が12・８％という結果でした。

要するに、定年後、対人関係を好まず引きこもりになる人が一番多いということです。その次が、おそらくは失業などによる引きこもりなのでしょう。

若いうちに引きこもりになり、それが続くというのはきわめて少数派なのです。

引きこもり期間についても30年以上というのは６・４％で、３～５年という人が21・３％と最多でした。

引きこもりの状態になったきっかけも多かった順に、「退職したこと」「人間関係がうまくいかなかったこと」、そして「病気」と続きました。

引きこもりというのは、世の親御さんを非常に不安にする状態ですが、たとえば不登校になってもほとんどの子どもが引きこもりになっていないこと、そして一度引きこもりになっても3〜5年以内で、それを脱する人が多いと知ることは価値のあることでしょう。

深刻なのは中高年で、失業や病気をきっかけにして引きこもり生活に入ることです。

先に触れた、2021年12月に起こった心療内科クリニックへの放火殺人事件（被疑者含め27人死亡）は世を震撼させましたが、被疑者の男性は当時61歳で、50歳頃から無職で家族とも絶縁状態だったとのことです。

周囲の証言から見ても、引きこもり生活と言っていい状態だったのでしょう。

板金工場につとめ、腕前と真面目さを高く評価された工員だったこの被疑者は、妻との離婚を機に人生を狂わせ始めます。その後、突然退職し、元妻に復縁を迫るも断られ、長男を包丁で刺すという殺人未遂事件を起こし、4年間の刑務所生活を送ります。

その後は、再就職せずに、所有していた住宅の家賃収入（月7万円でした）で生計を立てるのですが、この引きこもり生活の中で世の中への恨みをつのらせ、犯行にいたったとされています。

長引く不況や、熟年離婚が当たり前になった現在、このように失業や妻子との離別を機に、引きこもり生活を送っている人は決して少なくないはずです。

引きこもりが若い人を襲う病理などでは決してなく、それまで普通に社会生活を送っていた人が、職を失い、家族を失い、その上、社交的でないために社会との接点がうまく作れないと比較的簡単に陥ってしまう病理であることを認識する必要があるでしょう。

引きこもりと自己評価

ここまで書いてきて、引きこもりは、疎外感の病理でもあるのでしょうが、自己評価の低さと大きく関連する病理なのだと改めて痛感しました。

これまでも問題にしたように、学校では、友達がうまく作れない子どもは欠陥品のように扱われる、少なくともそう感じさせる文化が醸成されています。

仲間はずれにされるともちろん自己評価が大きく下がるわけですが、そういう思いをするなら学校に行かないという風になるのでしょう。

実際、不登校の子どものカウンセリング事例などを見ていても、塾には行けている子が意外に少なくありません。そして、こういう子たちはたとえば高校や大学進学を機に立ち直ることも珍しくありません。

また親子関係のまずさのために引きこもりになるというようなケースでは、親の高い要求水準に応えられないことで自己評価が低くなってしまった子どもたちが、自分はダメなんだと思い、学校や社会に出ないという形をとることが多いようです。

これらも重大な問題ですが、それ以上に問題なのが、失業や退職を契機にして引きこもりになるという層なのです。彼らが現代では引きこもりの主流になっているのです。

バブルがはじけ、90年代の終わりくらいに日本経済の世界での地位が落ちてくるようになると、日本型の雇用はもう古い、終身雇用は経済をダメにするという論調が高まりました。

結果的に、能力がないとみなされると簡単にクビをきられる社会になったわけですが、それ以上に問題なのは、会社がつぶれたわけでもないのに中途退職をすると、日本はとたんに欠陥品扱いをしがちだということです。この文化はメンタル面にかなりひどい悪影響を与えます。

1998年に初めて日本の年間自殺者数は3万人を超えるのですが、それから14年続けて3万人を超えました。

失業や解雇は「能力がない」ということが理由にされるので、本人の自己評価も大きく落とします。

また、最近は各種転職サイトも充実していますが、転職市場が整備されないまま、リストラが断行できる社会にしたことも彼らのメンタルヘルスに悪影響を与えているでしょう。転職サイトがあったらあったで、いろいろとトライしても再就職ができなければ、また自己評価を損ねてしまいます。

日本の場合、欧米と違って失業者に対するメンタルヘルスシステムも整っていません。

一時期ニートという言葉も流行りましたが、欧米、とくにイギリスでは、その対策として公費による職業訓練がかなり整備されたのに、日本ではそれもほとんどないと言っていい状況です。

高齢者が退職を機に引きこもりになるということもあるのですが、これだって退職して職を得られない人間は能力がないとみなす風潮と無縁ではないでしょう。

そういう意味で、引きこもりというのは、学校生活以上に、失業が当たり前になった時代の産物という側面が大きいし、それによって自己評価を損ねた人の病理ということにも着目する必要があると私は信じています。

引きこもりと疎外感

このような自己評価の低さ、自分に自信が持てないことも引きこもりの病理の大きな背景となっているのですが、これに加えて「どうせ、私は誰にも相手にされていない」という疎外感が引きこもりの病理をさらに重いものにしていると私は考えています。

少子化の問題が重要視されて久しいのですが、実は結婚を15～19年続けているカップルには平均2人の子どもが生まれている状態が長年続いています。少子化の最大の原因は非婚、晩婚化なのです。

国勢調査によれば、2020年の男性の生涯未婚率（50歳までに一度も結婚しない人の割合）は25・7％にのぼっています。1985年に3・9％だったものが35年で6倍以上に増えたということです。

もちろん、選択的に独身を選ぶ人もいるのでしょう。しかし日本の場合、パートナーを食べさせていけない、子どもにお金をかけられないという経済的理由を結婚しない理由として挙げる人が非常に多いということが各種アンケート調査などで明らかになっています。

家族を食べさせる甲斐性《かいしょう》がないから独身でいるということですから、まさに自己評価も低くなり疎外感も覚えるでしょう。

彼らの多くは働いていると思いますが、「どうせ誰も相手にしてくれない」という疎外感の心理では引きこもりの人たちと共通しているのかもしれません。

生活保護バッシングやテレビやSNSの弱者いじめとしか思えないような報じ方や意見表明は、自分に自信を持てない人には、とても息苦しい空気を醸し出します。

そして人生100年時代と言いながら、働いていない高齢者を白眼視する風潮も強まりつつあります。実際、年金の受給開始年齢もどんどん引き上げられています。

社会のレールに乗っていても、そこからはずれてしまうと引きこもり生活に陥ってしまうこのメカニズムを変えていかないと、中高年以降に引きこもりに陥る人は増え続けるでしょうし、高齢者の引きこもりという新たな問題を生むように思えてなりません。

第5章　超高齢社会と疎外感

激増する独居高齢者

これまでいろいろな観点で疎外感の問題を論じてきました。

その中に、高齢者の問題があります。前述のように、私の本業は高齢者を専門とする精神科医です。この章では、その経験から感じる、日本の高齢者の疎外感について考えてみたいと思います。

高齢者の疎外感の中で避けて通れないのは、独居高齢者の問題です。

前章では引きこもりの問題を論じましたが、内閣府の大規模調査で対象になったのは64歳までです。

もともと引きこもりだった人が、だんだん年齢が上がっていくという意味では64歳までにでも事足りるのでしょう。しかしながら、前章で問題にしたように、実際は、中高年以降に引きこもる人が多く、そのきっかけが失業や病気ということを考えると、定年後、新たな職を得られなかったり、ひとり暮らしの高齢者が病気をしたあと、ほとんど外に出なくなったり、配偶者が亡くなったあと、世間との交流を断つなどの形で、かなり多くの高齢者が引きこもり状態にあると考えられます。

これについては、大規模な調査がないので推測の域を出ないのですが、ひとり暮らしの高齢者は確実に増えています。

２０１９年の厚労省の統計では、約１４８８万の65歳以上の高齢者がいる世帯のうち、ひとり暮らしの高齢者世帯は約７３７万世帯にのぼりました。

人口の高齢化で高齢者世帯が増えていることもさることながら、核家族化で三世代世帯が激減し単独世帯が激増していることも大きな要因です。

１９８６年には「65歳以上の者のいる世帯」で「三世代で暮らす世帯」が４割を超えていたのに対し、２０１９年では「三世代世帯」は１割をきり、９・４％にまで落ち込んでいます。

それに呼応するように高齢者の単独世帯が激増しています。1986年に13・1％だったのが、2019年には28・8％にもなっているのです。

それはさらに増えていくでしょう。

もちろん、独居だからといって疎外感をみんなが覚えているわけではありません。

私も長年精神科医として高齢者と向きあってきましたが、ひとり暮らしになれてくると、それなりに疎外感を覚えずにのびのびと暮らす人は少なくありません。

とくに女性はその傾向が強いようです。

しかし、その一方で、失業して引きこもりになる人と同じように、定年後、独居でいると、どうせ自分は誰にも相手にされない、誰にも必要とされていないと世をすねたようになってかなりひどい疎外感を覚えて、引きこもりになる人も少なくない印象です。

私が精神科医で、そういう患者さんをかなりの数で診ているからそう思うのかもしれませんが、思春期の引きこもりより、独居高齢者の引きこもりのほうが数が多いのはおそらく確かでしょう。

さまざまな形で独居高齢者への対策は行われていますが、これだけ数が増えているのに、疎外感を覚え、福祉にも拒否的な高齢者をどう社会や人にかかわらせていくかについてはまだまだ議論が尽くされていない印象がぬぐえません。

前述した通り、男性の生涯未婚率が25％を超え、女性も約16％になっているわけですが、彼らは調査対象となる50歳時から15年経つと高齢者の仲間入りをします。

この中には、おそらくは人付き合い、とくに異性との付き合いが下手であり、自分など相手にされることはないと思い込んでいる人が一定数いると思われますが、彼らが仕事を失い、子どもや頼れる身内もいないということになれば、疎外感を抱えた高齢者が激増する可能性はかなり高いと思わざるを得ません。

家族と同居していても疎外感という問題

では、家族と同居していれば疎外感を覚えないのかというと、そうとは言えないという問題があります。

実際、家族との同居率が高い福島県の調査では、自殺した高齢者の多くが家族と同居していたという調査結果があります。

私の知る限り、家族と同居している人のほうがうつ病になりやすい印象も受けています。

うつ病という心の病の大きな原因として、罪悪感というものが古くから知られています。自分が人に迷惑をかけているというような罪悪感が、人間をうつにするのです。

日本特有の心の病とされる対人恐怖症も、人が怖いというより、自分の顔や視線が人を不愉快にさせているという罪悪感が、人に会うのを阻害するとされています。

ひとり暮らしなら、確かに孤独かもしれませんが、人に迷惑をかけていると思い悩む必要はないでしょう。

しかし、お金も稼げず、だんだん身体が弱っていく高齢者は、「家族に厄介をかけている」「家族に迷惑をかけている」「自分のせいで娘や嫁が家事や子育てを十分できない」「自分の世話のために家族が仕事を辞めた」などということになると、その罪悪感はさらに増幅するわけです。

確かにこの罪悪感は遠慮などからきているのでしょうが、見方を変えると、家族に素直に依存できない病理でもあるということです。精神科医の土居《どい》健郎《たけお》先生の言うところの

「甘えられない」病理ということになります。

要するに、家族が自分を愛してくれていると素直に思えれば、そんなに遠慮する必要はないということです。

子どもの甘えというのは、自分が無条件に愛されていると思えるから、ギブアンドテイクのギブをすることなしに、親からいくらでもテイクできるという心理です。土居先生は、この甘えを経験することで、人間を素直に信じることができるし、言いたいことも言える「自分」になれると考えました。この「甘え」の経験がないと、人に嫌われることを恐れ、言いたいことも言えなくなってしまう、そして、まわりに合わせてしまう。つまり、「自分がない」」状態になると土居先生は考えたのです。

家族の世話になることに罪悪感を覚える高齢者も、自分が無条件に愛されているという実感が持てないのでしょう。

だから、家族と同居していても、罪悪感に苦しみ、どうせ自分は邪魔者だとか、生きる価値がないと感じてしまう。

これはまさに疎外感の病理と言えないでしょうか？

高齢者の「かくあるべし思考」と福祉拒否・介護拒否

戦後生まれが増えてきたとはいえ、戦前からの日本の道徳観に染まった人がやたらに多いということは、高齢者を長く見てきた上で痛感させられることです。

前述の「人に迷惑をかけているというような罪悪感」の強さには驚かされます。

職業柄、患者さんに生活保護の受給や介護保険の利用を勧めることが少なくないのですが、「この歳《とし》になってお上の厄介になるのは申し訳ない」と言う人が大勢います。

集団生活のようなものが嫌だからというのでデイサービスの利用を嫌がる人も珍しくないのですが、「それではヘルパーさんに来てもらって、散歩や話し相手になってもらっては」と勧めても、「それでは申し訳ない」と辞退される方が多いのです。

消費税が導入されて以来、日本には税金を払っていない人はいなくなりました。

また、それ以上に、現在の高齢者のほとんどと言っていい人たちは、現役時代には十分税金を払ってきた人たちです。

仮に生活保護を受けるにしても、「お上の厄介になる」とか「世の中に迷惑をかける」

というわけではなく、払った税金のもとをとるという発想をしてもいいはずです。介護保険にしても、2000年の制度導入以来、ずっと給料や年金から天引きされてきたお金です。使わないとむしろ損なのに、なぜか「申し訳ない」と考える人が少なくないのです。

高齢者というものは、だんだん衰えていくものです。

子どもの世話にはならない、誰にも迷惑をかけたくないというのなら、公の制度を利用していいはずなのに、それも利用しないというのであれば、生きていけなくなってしまいます。配偶者が存命のうちは、それでもなんとか老老介護でやっていけるのですが、年齢を考えるとかなりの無理をなさる方が多いというのが実感です。さらにその配偶者が亡くなるとひとりで生きていかなくてはなりません。そこで無理をしてつぶれていくような事態を、私はかなりの数見てきました。

一時期、「老後に2000万円必要」という金融庁の報告書が問題にされました。年金で足りない金額ということなのでしょうが、家を売るなり、リバースモーゲージなどを使うなりすれば、多くの高齢者はそれをクリアできるはずです。

しかし、子どもに財産を残さなければならないという「かくあるべし思考」や儒教道徳のようなものから、生活を切りつめて、貯金にはげむ人は少なくないようです。

また、年金の範囲内で生活をしないといけないと思い込む高齢者も珍しくありません。

でも、老後の蓄えというように、本来、高齢者の貯金というのは、年金で足りない分を自分が使うためにしておくはずのものです。

万が一病気をしたときや、介護を受けるときに、お上の世話も含めて、迷惑をかけたくないという心理や、やはり子どもに残さないといけないという心理から貯金を使えない高齢者が実に多いのです。それが、2000兆円にものぼる個人金融資産の6割を高齢者が持つというういびつな状態につながっているのでしょう。

誰にも助けを求めず、高齢になっても自立していくという考え方は立派ではありますが、現実には無理のある考え方です。

「かくあるべし思考」の呪縛を逃れて、福祉社会の恩恵を受けることが高齢者の疎外感に対するかなり有効なソリューションになると思うのですが、その道はかなり遠いというのが私の実感です。

役場不信と疎外感

素直に福祉に頼ろうという提案をなかなか高齢の方に受け入れてもらえない背景として、人の世話になりたくない、迷惑をかけたくないという「かくあるべし思考」もさることながら、役場不信とか、公に対する不信も重要な要素であるように思えます。

子どもに迷惑をかけたくないという心理から、終《つい》の棲家《すみか》に老人ホームを自分で選ぶ人は確かに以前より増えてきました。

しかし、ホームには入りたくないと思う高齢者もまだまだ少なくありません。

とくに、ある程度の金額を支払う有料老人ホームならまだいいけれど、公的な老人ホームでは嫌だと思う人が多いようです。

認知症や寝たきりになったらしかたないけれど、それまではかなり足腰が弱っていても嫌だという方も珍しくありません。

アメリカ留学中に日本の特別養護老人ホームに相当する現地のナーシングホームを見学したり、実習のような形でグループセラピーを定期的に行っていたことがあるのですが、日本と比べるとまさに悲惨と言っていい状況でした。それでも入居している方々は「ここは世界一のアメリカなのよ、これに文句を言ったら、わがままますぎる」などと言って、たとえば日本や北欧の福祉を知らないために、それにむしろ感謝しているのには驚かされました。

それと比べると、日本の特別養護老人ホームははるかにアメニティもよく、またスタッフの対応もよいのですが、私の留学から30年以上経った今でも高齢者の認識が大きく変わった印象を受けません。

介護保険が始まったのが2000年ですから、20年以上経つわけですが、ずっと高齢者福祉を見てきた私の目から見て、一番変わったのは介護に従事するスタッフでしょう。

昔は建物だけが立派で、高齢者に「○○ちゃん」などという呼び方が当たり前にされていたのですが、今は彼らの要介護高齢者に対する接し方は本当に見事です。プロとはこういうものだと感じさせられることが多いし、おそらく家族ではまねができないでしょう。

しかし、施設に入るとみじめな暮らしになると信じている高齢者や家族が実に多いのです。

実は、この不信感が高齢者本人だけでなく、高齢者と介護家族というユニットの疎外感も生んでいます。

周囲はあてにならないからと、自分が頑張ることで親や配偶者の介護をしようとして立ちゆかなくなり、いわゆる共倒れの状況になるのです。

遺書のような形ではっきりと介護が原因とわかる自殺は年間２００～３００件起こっているのですが、私の見るところ介護うつのための自殺はもっと多いでしょう。

介護心中や要介護者を殺してしまうという形の介護殺人は、年間30～50件は認知されています。殺人事件が年間１０００件も起こらない国で、その５％が介護にまつわるものなのです。

疎外感による人間不信を脱却して、もっと素直に人に頼ればいいのにと思いますが、それは決して簡単なことではないのでしょう。

ホワイトカラーの老後と疎外感

要介護レベルになる前の元気な高齢者が生きづらいという状況も、高齢者の疎外感を考える上で重要な問題でしょう。

現在の高齢者の多くは、現役時代に、第一次産業や第二次産業に従事していた人たちでなく、第三次産業の従事者です。

植木等《ひとし》さんが映画「ニッポン無責任時代」で無責任なサラリーマンを演じていたのは昭和30年代の後半ですが、役名は平均《たいらひとし》。つまり平均的サラリーマンという意味でしょう。

植木さんは昭和2年生まれですが、設定上は昭和一桁世代ということになっています。その年代の「平均」は、三流とはいえ大学にも入学し、ゴルフに興じ、夜は銀座に繰り出します。もちろん、昼の仕事はホワイトカラーです。

そういう人が高齢者の仲間入りをしたのは、平成の初めくらいからですが、今の高齢者の多くも元ホワイトカラーとその配偶者ということになります。

しかし、たとえばテレビ局の番組編成を見ていても、高齢者は早起きで、深夜番組など見ないということが前提となっていますし、高齢者向けのサービス業、娯楽、エンターテインメントはあまり新たに現れているとは言えません。高齢者が事故を起こすと、話は免許を取り上げる方向になるばかりで、高齢者向けの安全な車を開発しようとか、自動運転をもっと進めていこうという流れにほとんどなりません。

私自身、『70歳が老化の分かれ道―若さを持続する人、一気に衰える人の違い』（詩想社新書、2021年：2022年上半期トーハン、日販新書ノンフィクション部門ランキング1位）、『80歳の壁』（幻冬舎新書、2022年：同年のトーハン、日販の書籍全体のランキング1位）というベストセラーが続き、いろいろな出版社から執筆依頼が殺到して、人生の中で一番多忙な日々を迎えることになりました。しかし、テレビ局やラジオ局が高齢者向けの番組を作りたいから協力してくださいとか、民間企業が高齢者向けの商品やサービスを出したいのでプロジェクトに参加してほしいなどという声はいまだに1件もありません。

人口の3割が高齢者になり、その80%以上は自立高齢者なのに、どれだけないがしろにされているのかと唖然《あぜん》としています。

定年は徐々に延長されていますが、今のところ60〜65歳で長年つとめてきた会社に別れを告げることが多いと思います。このような形で元気な高齢者向けのサービスがあまり用意されていない現状の中、会社人間だった人の疎外感はよく聞く話です。

飲み相手も、麻雀相手も、ゴルフ相手も会社の同僚しかいないし、仕事以外の人間関係を作ったことがないため、上手にコミュニティに溶け込むことができなかったり、新たな仲間作りができない人は、引きこもり気味の生活を送ることになりがちです。

生物学的な観点から見ると、加齢に伴い、男性ホルモンが減少してくると、意欲が低下し、人付き合いがおっくうになってしまうという側面もあります。

実は、女性の場合、閉経後、男性ホルモンが増えてくるので、以前より社交的になり、意欲的になることはむしろ通常のパターンなのです。実際、高齢者の団体旅行などを見ているとほとんどが女性客です。

妻しか頼ることができない夫は、元の関係がよければ、ラブラブでしょっちゅう旅行を楽しむことなどができるのでしょうが、そうでない場合、社交的になった妻から邪魔にされ、「ぬれ落ち葉」と言われることになります。ひどい場合は、熟年離婚をつきつけられます。

そうでなくても孤独に陥りがちな元ホワイトカラーの高齢者が、妻や家族に相手にされなければ、相当な疎外感をいだきながら、引きこもり生活に近い状態に陥るのは想像に難くありません。とくに元の社会的地位が高かった人ほど、プライドが邪魔をして、高齢者の仲間を作るのが困難です。

さらに言うと、熟年離婚された男性はなおのこと深い孤独に陥るでしょう。

そして、多少お金があっても、高齢者が楽しめる場がほとんど用意されていないことも彼らの疎外感を深めてしまうと、私には思えてなりません。

嫌老社会と疎外感

日本の産業界全体が元気な高齢者をないがしろにしている話を書きましたが、これは高齢者専門の精神科医である私のひがみかもしれません。しかし、社会全体が高齢者を嫌う風潮がある印象も受けます。

シルバー民主主義という言葉があります。

有権者のうちの高齢者の割合が3分の1以上に増え、さらに彼らの投票率が高いために、政治が高齢者を優遇し、社会保障費が増大するということを批判したものです。

確かに高齢者が増えるのですから社会保障費が増えるのは当然のことですが、長年かなりの額の年金の保険料を納めてきたのに、勝手に受給年齢が引き上げられることのどこがシルバー民主主義なのかと言いたくなります。

保育園の待機児童にしても2021年4月時点の国の発表では、前年度の半分以下の5634人まで大幅に減少しています。一方で、2019年度の厚労省の資料によると、特別養護老人ホームの待機者数は約30万人です。しかも要介護3以上でないと申し込みを受け付けなくなった上での数で、家族が徘徊《はいかい》で困っていても、本人が歩けるために要介護1などになってしまうとその申し込みもできないのです。

自殺に追い込まれる家族もいるというのに、高齢者の介護施設は増やさず、保育園だけは一生懸命増やすことの、どこがシルバー民主主義なのでしょう。

1970年前後の交通戦争のときに大量に増やされた歩道橋にしても、エスカレーターやエレベーターがついていることはほとんどありません。

あるいは、若い世代が交通事故を起こしても、飲酒運転でない限りまずニュースにしないのに、高齢者だと大々的に取り上げ、世界でも例を見ない形で高齢者に免許返納を迫り、高齢者だけに認知機能検査を強制しています。

コロナ禍でも高齢者のためにほかの世代ががまんしろという強要があり、それに対する反発は小さくありません。実際は老い先短いのに楽しみを奪われている高齢者は多く、それへの同情の声はまったくと言っていいほどありませんでした。

テレビの作り手に高齢者が参加できないことをいいことに高齢者を嫌う世論が形成されていると私は考えているのですが、残念ながらこれはさらにひどくなると予想しています。

というのは、高齢者が多くなかった時代に公共事業などで莫大《ばくだい》な借金（これも高齢者のせいにすることも珍しくありませんが）を抱えた中、高齢者が増えることで医療費や社会保障費が増えると、給料から引かれる社会保険料がどうしても増えます。また消費税を上げるときも高齢者への支出を言い訳にするでしょう。

若い世代が、なぜ高齢者のために自分たちが苦しい生活をしないといけないのだと怒るのは当たり前のことになるのもわかります。

いずれにせよ、高齢者の消費が社会を支えているというのも無視されて、社会の邪魔者という風潮が強まれば、高齢者の居心地が悪くなって当然です。

高齢であるだけで肩身の狭い思いをして、深い疎外感を抱える高齢者が今後も増えていくのではないか。高齢者専門の精神科医として、それが杞憂であることを願うばかりです。

第6章　トラウマと疎外感

トラウマとの出会い

人と社会を引き離し、心理的孤独の世界に落とし込んでしまうものにトラウマがあります。トラウマという言葉は、今では日常用語になっていますが、1995年までは日本では精神科医の間でもあまり使われるものではありませんでした。

95年をトラウマ元年と言う人もいるのは、その年に立て続けに起こった阪神・淡路大震災と地下鉄サリン事件の際に、マスメディアで盛んにトラウマという言葉が使われたからです。

自然災害や生死をさまよう体験は「トラウマ的出来事」と呼ばれ、それによって生じた心の傷をトラウマと呼びます。

阪神・淡路大震災と地下鉄サリン事件は、日本で初めて「トラウマ的出来事」として注目された出来事でした。

それまでの地震やテロ事件と違って、その後の心のケアの重要性が専門家に指摘され、一気に広まったということでしょう。

実は私は、それより少し前に、トラウマについて学ぶ機会がありました。

1995年の直前の1991年10月から94年の3月まで、私は米国カール・メニンガー精神医学校に留学していました。その母体であるメニンガー・クリニックは、アメリカで最初に精神分析を精神科の入院治療に応用した精神科病院でした。

薬物療法の進歩で、その頃、精神分析は落ち目になっていましたが、「薬が効かない心の病」にはやはり精神分析は有効だと考えられていました。

その代表格と言えるのが、トラウマの後遺症のPTSD、児童虐待など反復性のトラウマによるパーソナリティ障害、解離性同一性障害（以前は多重人格と呼ばれたもの）などです。

これらの治療で、メニンガー・クリニックは全米から患者を集めていました。この病院はU.S. News & World Reportという雑誌が毎年発表する全米ランキングの精神科部門でもその当時は1位か2位にランキングされていました。そのくらい、メニンガー・クリニックのトラウマ治療は評価されていたのです。

ちょうどアメリカでトラウマがトピックワードになっていた時期だったので、留学期間はトラウマを学ぶのが主になったと言っても過言ではありませんでした。

実際、このクリニックの重鎮の精神分析家とキャンパスを歩いていた際に、その先生がポツリともらしたことがあります。

「この病院にトラウマを経験していない患者さんなどいないよ」と。

かくして、トラウマは私にも重要なテーマになりました。

留学から帰ってきて1年も経たないうちに、阪神・淡路大震災が起こりました。

この際のトラウマや心のケアが精神科医の間で急激に注目されたのには、同時期のアメリカの事情が背景にあると私は考えています。

いずれにせよ、この震災は神戸の中学・高校を出ている私にとっては他人事《ひとごと》ではありませんでした。学校の創立50周年に卒業生からの寄付でできた、立派な畳張りの柔道場が避難者で埋まり、体育館が遺体の安置に使われている映像がテレビでも流れたのです。

その頃、土居健郎先生に精神分析を受けていた私は、先生のつてで当時の神戸大学精神神経科教授の中井久夫先生を紹介してもらって、心のケアのボランティアに手をあげ、それから1年間、毎週神戸に通いました。

私は高齢者専門の精神科医になっていますが、トラウマは今でも重要なテーマで、2011年の東日本大震災の際に福島原発で働き、その後、廃炉作業に従事している人たちのメンタルケアのボランティアを10年以上続けています（現在はコロナ禍のためZoomでの診療になりましたが）。

トラウマをほかの精神科医よりきちんと語れることが留学の最大の果実かもしれないと思うくらいなのです。

トラウマの歴史

アメリカをトラウマ研究の先進国のように紹介しましたが、トラウマがアメリカ精神医学の重要テーマになった歴史はそんなに古いものではありません。

アルバート・ユーレンベルグという学者が「心的外傷」の概念を初めて用いたのは1878年のこととされますが、その後のトラウマの研究は、あまり進みませんでした。

フロイトのライバルでトラウマやそれによる解離症状（つらいトラウマの記憶から逃げるために別の意識状態になること、あとで詳しく説明します）の研究を行ったピエール・ジャネという学者の研究は、のちのトラウマ研究者に再評価されることになるのですが、当時はそれほど着目されませんでした。

フロイトは当初、神経症は親からの性的虐待のようなトラウマ体験から生じると主張していました。しかしある時期から、その病因を実際の性的外傷より、幼児性欲に結びついたファンタジーであると考えるようになり、事実上外傷説を棄却したのです。幼児性欲とは、たとえば口唇期と呼ばれる赤ん坊の時期のおしゃぶりなどが代表的で、母親のオッパイが性対象、赤ん坊の口唇が性感帯となり、オッパイを吸うことで性行為をするようなファンタジーを子どもは持つという考え方です。親がセックスを強要したのではなく、子どもと親の交流が性行為のように感じられるために、それを思い出すことが心の病の原因になるという理論です。これを心的現実論といいます。

その後、このフロイト理論が隆盛となり、このため、おそらくは多かったであろう性的虐待が見過ごされてしまうことにもなりました。

もうひとつの重要なトラウマが戦場でのトラウマです。

これも南北戦争の男性帰還兵や女性被災者の外傷後ストレス反応を観察したサイラス・ミッチェルの研究にまでさかのぼることができ、着目そのものはかなり古いものです。

第一次世界大戦においては、かなりの多くの精神的傷病兵が出現し、戦争神経症の研究が進みましたが、当時は「shell shock（砲弾ショック）」「soldier's heart（兵士の心臓）」と呼ばれ、もっぱら心臓の具合が悪くなるなど身体因子に着目されました。

しかしながら、軍の上層部が戦争神経症の報道を抑えようとしたり、あるいは、戦争神経症を発病する人間はモラルの劣った人間だとみなされる風潮が当時あったため、この研究はそれほど進みませんでした。

そんな中で、アメリカの精神分析医のアブラム・カーディナーは、1941年にその臨床像の記載が現在でも通用するとされる大著『戦争の外傷神経症』を刊行しましたが、その後は、ヒステリーの病因としても、戦争神経症についても、トラウマの研究はそれほど進みませんでした。

前述のようにフロイトの唱えた精神分析の理論が隆盛となり、実際の心的外傷などなく、実はファンタジーなのだという考えが広まったことと、第二次世界大戦後、冷戦が始まり、再び帰還兵の精神障害を公に論じることが難しくなったことの影響も小さくないでしょう。

その後は、ホロコーストの生存者のトラウマの研究などがなされましたが、精神科医全体のトラウマに対する関心は薄れ、1968年に出されたDSM－Ⅱ（アメリカ精神医学会の精神疾患の診断統計マニュアルの第2版）においても、外傷性のストレス反応は「成人生活における適応障害」の中の下位項目に格下げされることになりました。1952年に刊行されたその前の版の診断体系のDSM－Ⅰ（同第1版）には、カーディナーの研究を下地に激症ストレス反応という診断名が設けられたにもかかわらずです。

ところが、ベトナム戦争では、実際に精神的な後遺症を患う帰還兵が多かった上に、反戦運動が道徳的に正当なものとされ、その後遺症について堂々と語ることが可能となりました。また、フェミニズム運動の盛り上がりに伴って性暴力に対する関心も急速に高まりました。これらの被害者の研究によって、帰還兵の精神的後遺症もレイプの被害者の精神的な後遺症も、本質的には同質のものと考えられるようになったのです。さらに自然災害、誘拐などでも同様の精神障害が認められることも解明され、１９８０年に刊行されるＤＳＭ－Ⅲ（同第3版）において、ＰＴＳＤの診断名が初めて記載されることになりました。

かくして、その存在が疑問視されたり、心の弱い人間しかならない、どちらかというとダメ人間の心理とされたトラウマの病理がアメリカ精神医学のメインテーマとなるのです。ただ、それは１９７０年代以降の話で、ＰＴＳＤも１９８０年になって公式な病名となった比較的新しいものなのです（それでも日本より15年進んでいることになります）。

「解離」という不思議な病理

トラウマが、ある種の疎外感を引き起こすと私が感じたのは、前述で少し触れたように、トラウマが「解離」という症状を引き起こすことを知ったからです。

この症状は、前述したピエール・ジャネというフロイトのライバルとされた心理学者によって提唱されたものです。

フロイトは、不快な記憶を抑圧という形で無意識の世界に押し込んで意識に上らないようにするというモデルを考えたのですが、ジャネは、人間にはいろいろな意識状態があって、不快な記憶を別の意識状態においやることで、普段の意識状態ではこれを意識しないですむようにするという「解離」のモデルを提唱しました。

昔、多重人格とか、多重人格障害と呼ばれていた心の病は、現在は、解離性同一性障害という診断名になっています。

解離によって別の意識状態になったときに、別の同一性を持つ（子どもになったり、別人格の他人になったり）際に、この症状になるのですが、この別人の意識状態の中にトラウマの記憶を持っていることがあります。その際に、過去を恨み、凶暴な人格になったりするのです。

もっと軽い解離性障害に、解離性健忘と呼ばれるものがあります。

解離した意識状態になっていたときのことを覚えていないというものです。

阪神・淡路大震災のボランティアでの心のケアで、グループ治療をしていたとき、そのメンバーのひとりの青年が、震災後、解離性健忘の症状を呈したことがありました。

恋人や職場の人にいろいろなことを言うのですが、そのときのことを覚えておらず、矛盾した発言をするので「嘘つき」扱いをされるというのです。

結局、1年のグループワークでは、完全に回復したように思えませんでした。今は連絡がとれないのでどうなっているのかはわかりません。

その手のトラウマの犠牲者は解離状態になることで、忌まわしい記憶や人間関係から逃げることができ、普段は比較的まともな人間関係や精神生活を送ることができます。

しかし、何らかのストレス状況になると、解離の意識状態に逃げ込むのです。

現実世界から、疎外感の世界に逃げ込んでいるのだろう。私にはそう思えてなりません。トラウマが、ある種の疎外感の病理なのだと考えたのは、この解離について学んだからです。

今、現実の世界に生きていたくないと思うような心理状態がトラウマ経験者にはあり、実際に、心理的な意味ではそれができてしまうということなのです。

トラウマサバイバーの心理世界

解離までいかなくても、人間というのは大きなトラウマ的出来事を経験すると、その経験の前とあとでは、まったく体験世界が変わってしまうことが往々にしてあるようです。

ひとつには、世の中に対する激しい不信感です。

たとえば地震のような自然災害に見舞われ、自分の知り合いが何人か死んでしまうと、今生きている地上が安全だという感覚を喪失したり、この人間関係なんていつまでもつかわからないというような形で激しい不信感が生じます。

生きている世界が信じられなくなった際には、激しい疎外感を覚えるでしょうし、いろいろな慰めも受け入れられなくなってしまいます。それによってさらなる疎外感を覚えるという悪循環が生じます。

また、レイプの被害者は、かなりの長期にわたって人間不信に陥り、優しく声をかけてくれる人を信じられないというようなことが往々にして起こるようです。人を拒絶することで、孤独に陥るだけでなく、出会いの機会を自ら断つために、優しい人間関係を経験できず、この不信感を抱えたまま、まともな恋愛ができないということも珍しくありません。

もうひとつ、しばしば問題にされるのは、現在と過去、トラウマ的出来事の前とそのあとでは時間の連続性が破壊されてしまうという感覚です。

東日本大震災の被災者に話を聞くと、震災前と時間がつながらないということをしばしば聞きました。

レイプ被害者などには、それを境に自分が別人になったという感覚を持つ人も少なからずいて、セックスを忌避しているはずなのに、風俗の世界に入り込んだり、AV女優になったりという話は珍しいことではないようです。

アイデンティティというのは、昨日までの自分と今の自分が同じ人間なんだという感覚だという定義もあるのですが、この感覚が持てなくなってしまうのがトラウマの怖さです。

その体験のない人とトラウマサバイバーの間で、ここで大きな溝が生じ、後者は疎外感の世界に埋没してしまいます。

トラウマというと、ドラマではフラッシュバックのような症状ばかりがクローズアップされますが、私の見るところ、この疎外感のほうが深刻な病理に思えてなりません。

複雑性PTSDの心理世界

たった1回のトラウマ的出来事を体験するだけで、このような疎外感が生じるわけですが、それが繰り返される児童虐待などを何年も経験し続けてきた人たちの心の病理は、もっと悲惨なものがあります。

女性皇族が自由恋愛をした相手（というよりその親）のさまざまな問題点をマスコミが報じた際に、宮内庁に頼まれた精神科医が、その女性皇族に複雑性PTSDという病名をつけたという記者会見が行われた（2021年10月）のは記憶に新しいところです。私はこの診断に激しい疑念を持ちます。

アメリカ精神医学会が2013年に発表した診断基準の最新版（DSM－5）に病名として記載しなかった複雑性PTSDを、WHO（世界保健機関）が最新の診断基準（ICD－11）でのせた（通常はICDの病名はDSMに合わせることが多く、これはかなり異例です）のは、児童虐待だけでなく、拷問および戦争のような長期の対人関係の外傷でもこの症状が起こることが認識されたからで、どちらかというと世界の多くの発展途上国で、ひどい拷問や戦争が起こっていることを意識したからだと考えられます。

ちなみに、この病名がＩＣＤ－11で採用されたのは２０１９年ですが、診断名として正式に発効するのは、２０２２年１月１日からです。この精神科医はまだ正式病名になっていないものを記者会見で使ったことになります。

確かにメディアによる誹謗《ひぼう》中傷で心が傷つく人はたくさんいますし、それで自殺する人さえいます。

しかし、複雑性ＰＴＳＤは、そのレベルのトラウマで生じるものではなく、児童虐待や戦争や拷問で生じるものですし、会見で言われたような「（マスコミが批判をやめ）結婚について周囲から温かい見守りがあれば、健康の回復が速やかに進むと見られる」ものではありません。

ストレスフルな環境から逃れられたら速やかに回復するとしたら、複雑性ＰＴＳＤではなく、適応障害と診断をつけるのが現在の精神医学での常識となっています。

いずれにせよ、この記者発表が複雑性ＰＴＳＤについて大きな誤解を与えたのは事実でしょう。

多くの児童虐待のサバイバーの人たちは、親元を離れ、成人して、虐待を受けなくなっても複雑性PTSDという苦しい心の病に悩まされます。

記載されている症状としては、前述の解離症状のほか、感情調整の障害、自己破壊的および衝動的行動、敵意、社会的引きこもり、他者との関係の障害などがあります。

このため、まともな社会生活が送れなかったり、家庭を作れなかったり、結婚してもすぐに離婚してしまうなどという悲惨な状況に陥ることは珍しくありません。哀《かな》しいことですが、このような症状のために虐待の連鎖も起こり得るのです。

それ以上に感情のコントロールの不良や衝動的行動、敵意などの症状のために重大犯罪に走ることさえあります。

アメリカでは児童虐待を見つけたら、すぐに親元から引き離して施設で養育します。その理由のひとつとして、銃社会のアメリカでは、これらの症状が重大犯罪につながるという認識があるからでしょう。

日本でも大阪府の池田小学校の無差別殺傷事件、山口県光市の母子殺人などでは、加害者がかなりひどい親の虐待を受けてきたことが明らかになっています。

安倍晋三元首相を殺した加害者も、親が旧統一教会に入信して以来、長年ネグレクトを受けてきたという背景から、複雑性ＰＴＳＤであった可能性も十分考えられます。

虐待を長年受けるだけでも悲劇的なことなのに、それによる精神症状のために、そのサバイバーの多くが、人間社会に溶け込めず、激しい敵意と疎外感を覚えながら生きていくことになるとすれば、それ以上の悲劇としか言いようがありません。

凶悪犯罪の加害者を断罪しても、この手の虐待を受けている子どもを救い出さないと凶悪犯罪は減らないことも事実なのだということをぜひ認識していただきたいと思います。

トラウマの時代と疎外感

そんな中、２０２０年度には児童虐待の報告件数はついに20万件を超え、翌２０２１年度もさらに増加しました。調査開始の１９９０年度の１１０１件から増え続け、30年以上も連続して過去最高を更新しているのです。

また、暴行事件は昔より減ったとされますが、レイプに関しては、被害者の３～４％しか警察に認知されていないと推計される上、警察が３割程度しか起訴しないという体たらくなので、被害者の99％が泣き寝入りというのが現状です。

示談になると公判が維持できないために起訴しないということになっていますが、示談に応じたということは罪を認めているのですから、この人たちを起訴して有罪にしないと再犯を行う可能性がきわめて高いのは明らかです。

性犯罪者の再犯が大きな社会問題としてクローズアップされないのは、被疑者の1％程度しか有罪になっていないからでしょう。

しかし、被害者のトラウマは一生残るかもしれません。そして激しい疎外感を覚えて生きていくことになります。

治安を守ってもらうために警察に高い税金を払っているのに、人手不足を言い訳にして、これらの被害届をまともに処理せず、交通違反の取り締まりに血眼《ちまなこ》になっている（人手不足のはずなのに一時停止違反をつかまえるために3人も警察官が一日中立っている交差点はいくらでもあります）状況が改善しない限り、トラウマ社会は解消されないのではないでしょうか？

第7章　依存症と疎外感

日本で一番多い病気

意外に知られていないことですが、おそらく日本で一番多くの方が罹患《りかん》している心の病は「依存症」です。

先述したように私は、2013年に『「依存症」社会』という本を出したのですが、そのときに調べたところによると、日本のアルコール依存症者は当時230万人、ギャンブル依存症が560万人（厚労省発表、その疑いのある人も含む）、インターネット依存症は270万人とのことでした（いずれも推計値）。製薬会社のファイザーが全国の喫煙者を対象に実施したインターネット調査によると、ニコチン依存症は喫煙者が昔よりはるかに減った2014年の段階で1487万人と推計されたとのことです。重複はあるでしょうが、買い物依存や睡眠剤依存など、すべて含めると、おそらくは、日本中で2000万人くらいの依存症を抱える人がいる計算になります。

スマホの普及でインターネット依存はもっと増えているという説もあります。

この理由は、あとで説明しますが、MMD研究所という民間機関が、2021年10月5日にスマートフォンを所有する15～69歳の男女563人を対象に「2021年スマホ依存と歩きスマホに関する定点調査」を行いました。

それによると、スマホ依存について聞いたところ、「かなり依存している」と回答した人が17・6％、「やや依存している」と回答した人が54・7％と、約7割がスマホに依存していると回答したことになります。

これが依存症レベルと言えるかどうかは検討の余地がありますが、歩きスマホをしていることが原因で人や物にぶつかった、怪我《けが》をした経験がある人は11％とのことですので、それでもやめられないとしたら、おおむね依存症の定義にあてはまることになります。

人口の10％がスマホ依存にあたるとすれば、ほかの依存症と合わせて日本中の依存症の人は3000万人以上になることもあり得ます。20%なら（「かなり依存している」と答えた人は、おそらく依存症と考えられるでしょう）、約4500万人ということになります。

日本で一番多い病気とされる高血圧が推計4300万人ですから、下手をすると依存症は日本で一番多い病気かもしれません。

ただ、大部分の依存症の人は、自分のことを依存症と自覚していません。

アメリカ精神医学会の診断基準であるDSM－5では、「アルコールをはじめの予定よりも大量に、またはより長い期間、しばしば使用する」「アルコールを中止、または制限しようとする持続的な欲求または努力の不成功のあること」など11項目のうち、過去1年以内に2項目があてはまれば、アルコール使用障害（おおむねアルコール依存症と言っていいでしょう）と診断されることになっています。

前と同じ量では酔えなくなったとか、前より量が増えていくという耐性もその中に入っています。

実は、2013年までの診断基準のDSM－Ⅳでは7項目中3項目にあてはまれば「依存」とされましたが、DSM－5では11項目中2項目で使用障害となっています。これは、早めに診断して警告なり、アルコールの制限をしないと重大な結果になってしまうという考えが強まっているからです。アルコールがやめられなくて、仕事中に隠れ飲みをしてクビになったり、連続飲酒をしてしまって仕事ができなくなるくらい悪くなってからでは遅いので、早めに見つけて、早めに治療をしようという風に考えられているからです。実際、この依存症は症状が深刻になるほど治しにくいとされています。

国立精神・神経医療研究センターが運営するウェブサイト「こころの情報サイト」を見ると、依存症とは、「日々の生活や健康、大切な人間関係や仕事などに悪影響を及ぼしているにも関わらず、特定の物質や行動をやめたくてもやめられない（コントロールできない）状態」とされています。これは我々精神科医の臨床感覚と合致するものです。要するに、仕事や勉強に支障が出ているのでやめたいのにやめられない状態です。

たとえばスマホを仕事中や勉強中もチラ見ししてしまうことなどは、それがやめたくてもやめられないのなら依存症にあてはまっているということになります。

これなら、かなりの数がいることも納得がいくかもしれません。

依存症社会・日本

さて、私が危険だと思うのは、日本という国が依存症を生みやすい社会になっているということです。

昔から、依存症というのは、為政者がもっとも危険視するもののひとつでした。たとえば、アヘン戦争というのは、イギリスが輸出するアヘンにより依存症の人が増えると国が傾いてしまうということで、清国の政府が思い悩み、相手が強国だとわかっていながら、戦争に踏み切ったものです。

法律を作る際も、麻薬やギャンブルのように依存性の高いものについては、それに人々が近寄らないように、売った側だけでなく、買った側、やった側も罪になるようにしています。たとえば、覚せい剤の場合、手を出した人の20〜50%が依存症になってしまうとされています。そうすると、刑務所に入って、何年間かやめていても、きちんと治療を受けないとまた手を出してしまう、場合によっては、一生依存から抜けられないということが起こります（場合によっては、と書きましたが、かなりの頻度です）。

意志が強ければ依存症は治せる、と思っている人が日本にはまだ多いようで、たとえば覚せい剤依存でつかまった人間が再犯をすると、「ダメな人」として断罪されますが、実際は「意志が壊される病気」なので、意志が強くても、きちんとした治療をしないとやめることはほぼできません。さらに言うと、きちんと治療をしても治らないことが多い病気なのです。

ということで依存性が強く、それが社会生活に影響を及ぼすと考えられる薬物や行為については、多くの場合、かなり強い規制がかかります。

ただ、日本も含めて、ギャンブルを完全に禁止する国はそんなにありません。制限を守ったらギャンブルを認めるという国が比較的多いようです。その制限は、明らかに依存症を意識したものと言えます。ひとつは、その国の人口密集地や中心地から離れたところで原則的に認可するというものです。アメリカならラスベガス、中国ならマカオ、フランスならモナコ（これは別の国になりますが）という具合です。このくらい普段住んでいるところから離れていると、しょっちゅうは行けませんから、依存症にはなりにくいというわけです。

ところが、日本では、そこのところが緩いために依存症が蔓延しやすくなっています。

パチンコホールは、多くの人の家の近所（地方でも車を使えば10分以内がザラ）にあり、しかも毎日開店しており、朝から晩までやっています。これでは依存症になりやすいのは当然のことですし、またいったん依存症になってしまうとやめられなくなってしまうのももっともなことです。これは、ほぼ世界の例外と言っていい状態です。以前は、韓国や台湾にも多くのパチンコホールがあったのですが、依存症などが社会問題になり、韓国では、2006年秋にパチンコの換金行為が全面禁止となり、店舗は激減しました。台湾でも台北のような大都市ではやはり法によって禁止されています。日本は世界の例外国であると同時に、世界で一番ギャンブル依存症になりやすい国となっているのです。実際、人口あたりのギャンブル依存症の割合は、一般的な先進国の4〜5倍程度とされています。

アルコール依存症についても日本は危険な国です。

2010年5月にWHOの第63回世界保健総会で「アルコールの有害な使用を低減するための世界戦略」が承認されました（もちろん、日本も参加しています）。この中で、「アルコール飲料のマーケティング」という領域があります。そこでは、「マーケティングの強い影響力、とりわけ青少年に対する強い影響力を弱めることは、アルコールの有害使用を低減させるための重大な検討事項である」（アルコール健康障害対策基本法推進ネットワークのウェブサイト掲載、樋口進・烏帽子田彰《えぼしだあきら》監訳、山本幸枝ほか訳の訳文より）と謳《うた》われ、各国政府に要望も出しています。

具体的には、コマーシャルの内容と量を規制したり、若者を対象とする販売促進を制限あるいは禁止したりすることなどが盛り込まれています。

このような流れの中で、ビールだけでなく、焼酎やウイスキーなどアルコール飲料のＣＭがテレビで日常的に流されているのは、先進国の中では日本だけになっています。アメリカでは、ウイスキーのような蒸留酒のテレビＣＭは放送しないことになっていますし、ビールやワインなどについては、ＣＭはあっても、人が飲んでいるシーンは出さないという自主規制が存在します。フランスやスウェーデンでは、ほとんどのアルコール類のテレビＣＭを禁止していますし、そのほかの国でも蒸留酒のＣＭは禁止状態になっているのです。日本も自主規制（これはテレビ局によるものではなく、ましてや法律によるものではありません。アルコール飲料会社の自主規制です）がありますが、午後6時以前にはＣＭをやらない、未成年者向けの番組ではＣＭをしないという程度のものです。そして当たり前のように有名芸能人がおいしそうにビールを飲むシーンが日常的に垂れ流されています。

最近は若者がお酒を飲まなくなったというのは、彼らがテレビを見なくなったことも影響があるのかもしれませんが、一度断酒に成功した人が、このような広告によって再びお酒に手を出すということは珍しくないでしょう。

いろいろなことを考えると日本にこんなに依存症が多いのは、むしろ当たり前のように思えます。

スマホの普及という新たな依存症のパラダイム

そうでなくても、依存症の多い国である日本にさらに依存症を増やしたのが、スマホの普及とマーケティングです。

先ほど、パチンコ店は、家の近くにあるなどアクセスがいい上、毎日、朝から晩までやっているから依存症になりやすいという見解を書きました。もし、この仮説があたっているなら（おそらくは、あたっているでしょう）、もっと怖いものがスマホです。

パソコンでゲームをする場合、家に帰ってやらないといけないのに対して、スマホのゲームであれば、満員電車の中でもできます。もちろん、枕元において、寝る直前まで続けることもできます。かつて、ネット依存やネットゲーム依存が問題になったときに、職場のパソコンを使って、仕事中までネットゲームがやめられない人たちが問題になりましたが、現在では、職場や学校の教室で、スマホをデスクの上に置いているなどという光景は当たり前に見られるようになっています。

以前から、ネットゲームでは、そのゲームにユーザーがはまった場合、先に進むために課金したり、自身のアバターに着せる衣装などを買ったりするので、そこからゲーム会社の利益が発生します。そのために、各ゲーム会社や運営会社は、優秀なプログラマーを大量に雇って、日夜、「はまる」ゲームの開発に勤《いそ》しんでいるのです。一般の子どもたち、それどころか、大人まではまってしまってスマホを手放せないのは、当然のなりゆきと言えるでしょう。前にも触れたように、2013年の『「依存症」社会』執筆の際に調べた段階で、270万人もネット依存がいたと推計されていましたが、今は前述のように人口の1~2割がスマホ依存症状態になっていると考えられます。さらに問題なのは、パソコンの場合、一日向かっていれば、自分も周囲も依存症を自覚できるでしょうが、スマホの場合、一日中使っていても、本人も周囲もおかしいと思わないことが少なくないことです。

さらに事情を複雑にしているのは、スマホの場合、ゲームだけでなく、ＬＩＮＥなどの「つながり依存」のような状態が存在することです。ＮＴＴドコモのモバイル社会研究所の「２０２２年一般向けモバイル動向調査」によると、スマホ・ケータイ所有者の10代の94％、20代の91・４％がＬＩＮＥを利用していて、全体では８割以上が利用しているというのです。ＬＩＮＥの返事をチェックするために、ゲームをやらない人でも当たり前に、四六時中、スマホを見たり、操作したりする（授業中や仕事中も）。そうしないと不安だとすると、すでに依存症になっているると言えるのですが、それを周囲も本人も依存症と自覚しないのが、ＬＩＮＥ依存の怖いところと言えます。このＬＩＮＥの利用率も、日本が突出して高いことも触れておきたいと思います。

このＬＩＮＥ依存状態は、「つながり依存」とも言えるもので、疎外感の精神病理に深く関係するものなので、あとで少し考えてみたいと思います。

いずれにせよ、スマホの普及はそうでなくても依存症の多い日本で、とどめをさすように依存症を蔓延させました。まさに依存症社会に突入してしまったわけです。

依存症に依存する日本経済

このように日本では、いたるところに依存症のトリガーがあり、世界でもトップレベルに依存症に陥りやすく、その患者（本人は自覚していないし、医者にもかからないから患者と言いづらいのですが）数も多いのですが、それをさらに悪くしているのは、長期不況の中、マスメディアが、それどころか、日本経済そのものが「人を依存させるビジネス」に頼っている状況です。

私が見るところ、日本で不景気が続き、財布のひもをしめるように生活していても、人々が金を使ってしまうものがある、というか、金を使うことがやめられないものがあります。それは、自分が依存しているものです。景気が悪くなって、ビールを発泡酒にしたり、もっと安酒にする人はいるでしょうが、アルコール依存（依存傾向）の人は、お酒をやめないでしょう。タバコにしても、こんな不況下で大増税のために大幅値上げとなったのですが、予想されたほどやめた人はいませんでした。ギャンブル、とくにパチンコやスロットについては、景気が悪い分、それで一攫《いっかく》千金を狙う人が増えるためか、むしろバブル崩壊後に大ブームが起きました。80年代の初めには5兆円前後だったパチンコ産業の売り上げが、90年代に入ると15兆円産業となり、96年（調査時期は94年の11月）には30兆円産業へと瞬く間に膨張したのです。不景気や失業が、人々の心をすさませるという要因もあるでしょう。私が留学中のアメリカは、日本に製造業競争で敗れ、まだＩＴ産業が萌芽《ほうが》期だった頃で、もともとのアメリカの基幹産業である製造業は、ひどい不況でした。そういう際に、コカイン依存が蔓延し、またほかに稼ぐあてがないからということで、学校を中退した非行少年たちが、どんどんその売人になり、政府も警察も本気でその対策に取り組んでいました。

実はこの傾向は、アルコールやタバコ、ギャンブルなど精神医学の診断基準に載るような依存症を誘発する産業だけのことではありません。衣服や飲食、あるいは、耐久消費財にお金を使わなくても、人々は「はまった」ものや、それがないといられないものにはお金を使います。長期不況の中で、人々を依存症状態（私は依存症と言っていいと思うのですが）にして、お金を儲《もう》けるビジネスがあるのです（私はこれを「依存症ビジネス」と呼んでいます）。端的にいうと、スマホやネットゲームがそれにあたります。実際、通信料の定額プランが導入されるまで、月の収入が20万円もいかないのに、携帯料金に10万円も払うような人がザラにいました。

不況でほかの産業が低迷する中、アルコール、携帯電話のキャリア、ITゲーム産業のような依存症ビジネスが主に成長し、税金をたくさん払い、広告費をたくさん落とすのですから、まさに依存症に「依存」した経済ということができます。これらの産業が落ち目になれば、経済全体があやうくなりかねないのです。これでは、麻薬産業に依拠していた、一時期の南米の国々を笑えません。

そして、各種調査の広告主ランキングを見ても、依存性の高いスマホやアルコール飲料の会社が上位に入っているので、テレビ局まで依存症に依存していることになります。

かくして、ほとんど規制もなく、諸外国のように規制が強められることのないままに依存症社会がどんどん膨らんでいっているのです。

依存症と疎外感

ここまでしつこく、日本の依存症社会の現状を書き綴《つづ》ってきたわけですが、それは、精神医学の世界では、依存症というのは疎外感の病理と考えられているからです。

基本的には、依存症は、他人に依存できない人がなる心の病と考えられています。

確かにアルコールや覚せい剤のようなものは、友達の多い人でも、その依存性の強さのために依存症に陥ることがあります。薬物の性質上、人に依存できている人でも、依存症状態に陥ってしまう怖さがあります。

ただ、一般的には、依存症というのは、孤独な人のほうが陥りやすいものです。

アルコール依存にしても、ひとり飲みの人のほうがはるかになりやすいものです。

覚せい剤依存に陥る人も、社会から落伍《らくご》したという風に疎外感を覚えている人のほうがその世界に入りやすいでしょう。

酩酊《めいてい》状態やトリップ状態で、現実世界の疎外感から逃れられるので、アルコールや麻薬から逃れられないという側面は強いと私は考えています。

実際、買い物依存やギャンブル依存のような「行為への依存」の場合、仲間と連れだってやる人はまずいません。

疎外感からアルコールやギャンブル、セックスなどに溺れ、それがさらに社会からの疎外を深刻なものにしてしまうという悪循環が生じ、そのうちに意志が破壊されて、自分の力でやめることができないという疎外感の病理となっていると考えられます。

実際、この手の依存症に対して、とくに有効な薬物治療はなく、入院でしばらく依存薬物や行為をやめさせても、多くの人が退院するとその依存の世界に戻ってしまうのが実情です。

このように精神医学が無力な依存症で、もっとも有効な治療とされているのが自助グループです。

同じ依存症に悩む人たちが悩みを語りあい、依存薬物や依存行為をやっていないときの苦しさを共有し、お互いが支えあうグループ治療ですが、どんな治療より有効とされます。

ここでのモデルは、薬物や行為への依存を人への依存に置き換えるということです。これによって、疎外感が緩和されると、依存症の克服の第一歩を踏み出せるのです。

つながり依存という疎外感の病理

このような薬物や行為への依存よりさらに厄介なのは、「つながり依存」という病理です。人とつながっていないことが不安で、スマホを肌身離さず持たずにはいられないというような心理です。

あるいは、人から嫌われるのが不安で、ＬＩＮＥを既読にしたら、すぐに返信しないといけないと思うあまり、スマホを絶えず見ないではいられないということも生じます。

逆に、ＬＩＮＥを既読スルーされたら、相手が忙しいからかもしれないのにパニックになってしまうのもそうでしょう。

ここまで不安になるのは、忙しくて返事ができなくても返事をしないと嫌われると思い込んでいる、つまり、多少失礼なことをしても許してくれると思える人間関係のようなものの存在が信じられないからでしょう。

要するに、自分なんて愛されていないんだという疎外感の病理が根底にひそんでいると私は考えています。

疎外感恐怖も疎外感の病理であるのはすでに書いた通りですが、それがつながり依存という形で新たな依存を生み出しているのでしょう。これがおそらく、もっとも多い依存症であるのは、日本特有の精神病理と言えるかもしれません。

第8章　学校の疎外感と疎外感恐怖

友達が多いほどいいという文化

私が見るところ、仲間はずれが怖い、あるいは自分が仲間はずれであるという感覚を植え付けられるのは、学校生活の影響がもっとも大きいのではないでしょうか？

私自身も、たぶん現在で言うところの自閉症スペクトラム障害のような子どもで、小学校を6回も転校したのですが、どの学校でも仲間はずれを経験しました。

ただ、その頃の学校文化では、勉強ができるとある程度、一目置かれるところもあり、私の母親が仲間はずれをあまり意に介さず、「勉強で見返してやれ」というタイプの人間であったこともあって、それほど傷つかずにすみました。

一部の進学校を除いて、現在は、ずいぶん状況が変わっているようです。

第3章でも問題にしたように、学校文化の中では、子どもを傷つけないためという名目で「競争」が排除されていきました。

70年代から学校で成績を貼り出すことがなくなり、80年代から運動会の徒競走などで1位を表彰することがなくなり、さらに学芸会などで主役を決めないような動きが出てきました。

また1986年に起きた東京都中野区のいじめ自殺事件を契機にいじめ撲滅運動が起こります。

ここで、表向きは仲間はずれがいけないことになるのですが、その際に「みんな仲良く」が目標になって、友達は多いほどいいとされました。

勉強やスポーツで競争が許されないのに、友達が多いほうがいいということになれば、クラスの序列は友達の多さで決まってしまう、そこで生じた構造が、第3章で問題にしたスクールカーストです。

前述した教育学者の鈴木翔氏によると、スクールカーストは立派な権力構造になっていて、教師たちもこの1軍の生徒を押さえておくと、教室運営がやりやすいので、クラスのリーダー格である1軍の人間がひいきされるようになるのだそうです。

友達の多い1軍の人間には具体的なメリットもあります。それが「観点別評価」と言われるものです。

客観的な成績より教師の主観で決まる成績

1987年、文部省（当時）の教育課程審議会が発表した答申で、次のような見解が示されました。

「日常の学習指導の過程における評価については、知識理解面の評価に偏ることなく、児童生徒の興味・関心等の側面を一層重視し、学習意欲の向上に役立つようにするとともに、これを指導方法の改善に生かすようにする必要がある」

この見解に基づいた評価方法が1989年に告示され、90年代前半から施行された学習指導要領以降、導入されることになりました。それまでペーパーテストで満点をとっていれば、教師にどんなに嫌われていようが、クラスで仲間はずれにされていようが、内申点は5がついていたのに、教師が「関心・意欲・態度」が悪いと判断したり、「思考・判断・表現」に問題があるとしたら、3をつけられることもあり得るようになりました。

逆にスクールカースト1軍にいるような子どもは、学校で積極的に発言するし、表現力も豊かなので、ペーパーテストでは悪い点でも、内申点で4がつくことも生じます。

多くの地域で現在の高校入試では内申点の占めるウエイトが高まっています。

文科省がこの評価方法のほうがペーパーテストより生徒の総合的な学力や生きる力を見るのに適していると公言しているので、どの県の教育委員会も逆らうことができなくなっているのでしょう。

文科省の意図の通りなのか、そうでないのかは別として、この「生きる力」というものが、教師たちに「いい生徒」と思われる力だったり、友達を従えるリーダーシップをとれる力だったり、少なくとも友達をたくさん作る力だったりするので、それを意識せずにできる子どもたちを除くと、多くの生徒たちは常に人目を気にしないといけなくなります。

学校で常に教師や、ほかの生徒たちの目を気にしなくてはいけないのでは、生徒たちのメンタルヘルスには、かなりの悪影響が生じるのは当然のことです。

実際、この観点別評価が施行された93年頃から、とくに中学校で、校内暴力、生徒間暴力、不登校などが激増します。

しかしながら文科省はこの方針を改めることなく、ゆとり教育は撤回したものの、観点別評価は正しいものとして継続し、大学入試にも取り入れるべきという答申を２０１４年に中央教育審議会が出しています。

実際、医学部では国立、私立を含めて全国82のすべての大学で入試面接が行われるようになりました。

ペーパーテスト学力が高いだけでなく、教師や大学教授に気に入られるようでないと希望の高校、大学に入れなくなっているのです。むしろペーパーテスト学力は「知識偏重」のものとされ続けています。

幸か不幸か、文科省のエリート官僚が、医学部に不正入試で息子を入学させたことが明らかになったり、それを契機に調査が行われ、面接などが、医学部入試における女子や多浪生への差別の温床になっていたことが白日のもとにさらされたりしたことによって、「ペーパーテストで測られる学力が一番公平という古い価値観を変えないといけない」という文科省のスローガンは一時棚上げになりました。しかし、それでもいまだにすべての医学部で入試面接が続き、大学の入試面接見直しの話にはいたっていません。

ペーパーテストであれば、自分の努力である程度、成績を上げることができます。ですが、自分の力ではどうしようもない他人からの評価を上げるためには自分が他人に合わせるしかないと、とくに子どもは考えがちでしょう（大人だってそうなのは、これまでの同調圧力についての考察でわかるでしょう）。

うまくそれができ、表面的な友達が多い子どもは、自分の本音を出せないことに息苦しさを感じ、また、それがうまくできない子どもは、ひどい疎外感を覚えるというのが、私の観察と考察です。

スクールカーストの病理

これまでも何回も触れてきた「スクールカースト（教室内カースト）」について、ここで改めてもう少し詳しい解説をしたいと思います。

カーストというのは、インドのカースト制になぞらえた固定的・階級的な身分制度のようなものだということです。

私自身、無知のためにカーストというのは、「カースド」（cursed　呪われた）を語源とするものだと思っていました。スクールカーストを見ていても、自分が仲間はずれにされるということはある種の呪いのようなもので、自分の努力では逃れられないものだからです。とくに自閉症スペクトラム障害をはじめとする発達障害の子どもにはそうでしょう。

大人になれば、たとえばスティーブ・ジョブズ（彼も自閉症スペクトラム障害だったと言われることが多いし、いろいろな評伝を読む限りその可能性は高いと思います）やエジソンのように発達障害の人が成功者になってリーダーシップをとることはあるでしょう。

しかし、私も経験したことですが、子ども時代は、いくら成績が上がっても人気者にはなれず、仲間はずれは仲間はずれのままです。インドのカーストと違って固定的なものではなく、前述した『いじめの構造』の森口朗氏の考察でも、いつ人気者の1軍の人が3軍に引きずり降ろされるかわからず、家が金持ちかどうかとか、学校の成績がいいかどうかは関係ないとしています。

まさにカースドのように思えたのです。

インドのカーストは、ポルトガル語で「血統」を表す語「カスタ」(casta) から来ており、その語源は、ラテン語の「カストゥス」(castus 純粋なもの、混ざってはならないもの。転じて純血) だということです。

要するに、よその身分の人とは混じりあわないことで、ずっとその身分が固定されるということでしょう。人種差別にしても、異人種間結婚が盛んになることで解消の動きになったように、混じりあうことは差別解消の重要なポイントなのでしょうし、逆に混じりあわないことが差別の固定化につながるのは容易に想像できます。

よくいじめられている子をかばうと、その子までいじめの対象になると言われますが、スクールカーストでも似たようなことがあり、3軍の子と付き合っていると3軍扱いされてしまうことはしばしばあるようです。カースト同様、混じりあってはいけないのです。

一方で、スクールカーストはカーストのように固定的なものではなく、いつなんどき、下の階級に落とされるかわからない怖さもあります。

森口氏が考察したように、現代型のいじめというのは、2軍の子どもを3軍に落とすように、下の階層、とくに3軍という仲間はずれに落とすということになります。

人気者でリーダーシップをとる1軍と、それに合わせてクラスの雰囲気を作っていくフォロワーの2軍があり、仲間はずれの3軍がいるという構造がスクールカーストということになるのですが、その後のさまざまな調査や論考では、クラスの中にいくつかのグループができ、そのグループに下とみなされたグループが上に逆らえないような上下関係が生まれるとされています。

一方、教育学者の小原一馬《こはらかずま》氏の論考「スクールカーストはなぜ生まれ、それは『悪い』ものになってしまうのか」(「宇都宮大学共同教育学部研究紀要」第71号、2021年)によると、スクールカーストにも、よいスクールカーストと考えられるものがあるが、一般的には上位グループによる下位グループに対する「抑圧」の戦略がもっとも安定的である結果、ほとんどのスクールカーストにおいて抑圧状態が自然に形成されるため、多くの場合、下位グループにいる子は抑圧された学校生活を送ることになります。

勉強やスポーツができない子が学校時代につらい思いをしないために競争回避の方向性を進めた学校教育が、人気のない子どもにさらにつらい思いをさせ、劣等感を植え付けていくという皮肉。人間性をゆがめ、古い学力とされてきたペーパーテスト学力から、教師による「生きる力」の評価という新基準を採用することで、余計に人目を気にして、学校生活が苦痛になる子どもを生むという現実。

どんな教育政策にも副作用はつきものですが、前より悪くなったと考えるのは私だけではないと信じています。

コミュ力という呪縛

さて、このような人気至上主義、人に好かれること至上主義が学校の中で蔓延してくる中で、注目される言葉に、コミュ力、コミュ障というものがあります。

コミュ力というのはコミュニケーション能力の略で、もともとはビジネスの世界で使われていた言葉です。

実際、2004年発表の厚労省「若年者の就職能力に関する実態調査」で事務系・営業系職種の採用にあたり、企業が重視する能力においてコミュニケーション能力が1位になりました。責任感・積極性・外向性・資格取得・行動力・ビジネスマナーなどを抑えて、多くの企業が学生のコミュニケーション能力を採用可否を決める最大の柱としたということです。

このコミュニケーション能力というのは定義上、「他者と意思疎通を上手に図る能力」ということです。

この能力が高い人を企業社会では、仕事上、もっとも大切だと考えたということでしょう。これだけであれば、コミュニケーションスキルを学習し、ほとんどの人がこの能力を身につけることができるはずです。企業の場合、採用面接の際に重視するだけでなく、この手のコミュニケーションスキルを身につける研修も行っています。

ところで、私が大学医学部の入試面接に反対する理由のひとつは、高校生にはコミュニケーション能力を求めるというのに、多くの大学では、この手のコミュニケーション教育を一切やらないということです。

確かに医師としての臨床をやる上では、コミュニケーション能力は重要なものですが、それを高校生までに身につける必要があるとは私は思っていません。私自身、自閉症スペクトラム障害の気があり、学生時代は立派なコミュニケーション障害でした。しかし、医師になってからそれは身につけられたと思っています。

やはりその人の育った環境で、コミュニケーション能力には大きな違いが生じることでしょう。

ですから、大学では一定のコミュニケーション教育をやるべきだと私は考えます。

また大学医学部というのは、臨床医だけでなく、研究者も養成するところです。

確かに研究者でも共同研究のためにコミュニケーション能力が必要だという声もありますが、独力に近い形で画期的な研究をする人が多くいるのも事実です。

コミュニケーションに難があるが研究能力に優れている人を入試面接ではじくより、医師国家試験でコミュニケーション能力のテストを行ったほうが、大学教育の中でコミュニケーションスキルを教える学校が増えるでしょう。

いずれにせよ、就職でも入試面接でもコミュニケーション能力が重視される世の中になっているのは確かなことです。

ただ、若い人が考えるコミュ力というのは、少し違ったニュアンスを感じます。

このコミュ力がない人に対して使われる言葉に「コミュ障」というものがあります。

このコミュ障には、アッパー系とダウナー系とされるものがあるようです。ダウナー系というのは、人見知りで、嫌われるのが怖いために発言が少なく、ぼっち（ひとりぼっち）なのでそもそもしゃべる相手がいないような人を指すとのことです。

これは世間のイメージするコミュ障と一致する気がします。

一方のアッパー系コミュ障というのは、自己主張が強く、人の話を聞き入れない、押しつけがましい人を指すとのことです。

こうして見ると、確かに両者とも意思疎通を上手に図る能力に欠けているということになりますが、たとえばアッパー系の場合、言っていることは理路整然としていて、アメリカであれば、リーダーシップをとるような人でも、日本では自信過剰に見えるとコミュ障扱いされる可能性があります。

要するに性格的にコミュニケーションがうまくいかず、人に好かれない人はコミュ障の扱いを受けてしまうのです。

コミュ力というのも、上手に意思疎通が図れるというより、空気を読んで嫌われないようなコミュニケーションができる能力のような意味で使われている気がします。

いずれにせよ、学校という場で、コミュ力がないとスクールカーストの下位に落とされるわけですから、コミュ力が、その言葉を使うかどうかはともかくとして、強い呪縛になっているということでしょう。

スマホが加速させる疎外感恐怖

前章でつながり依存を問題にしましたが、スマホ、とくにＬＩＮＥの普及が、嫌われること、仲間はずれが怖い子どもたちに与えた影響は計り知れないものがある気がします。ＬＩＮＥで誰かとつながっていて、Instagram などで「いいね！」がもらえることで自分が仲間はずれでないと確認している子どもたちにとって、逆にそれを失うことはかなりの心理的な脅威になることでしょう。

嫌われないためには社交辞令でもいいので、みんなに受けのいいことを言い、受けのいい写真を投稿することになります。

あるいは、スマホを肌身離さず持ち、ＬＩＮＥが送られてくるとすぐ既読にして、返信をしないといけません。

このようなつながり依存が、現在のスマホ依存の大きな要因であるということは前章で指摘した通りです。ここで大きな問題は、本音を出せないということです。

精神分析的な発達理論では、第3章でも触れましたが、思春期というのは母子一体の世界から離れて、親には何でも言えていた子どもが親に言えない秘密ができて、親以外の誰かにその秘密を打ち明け、それを受け入れてもらう時期です。その受け入れてくれる相手が親友というわけです。

ところが嫌われるかもしれないから本音を出せないのでは、いつまで経っても母子一体の世界から抜け出せなかったり、自分が持てなかったりすることになってしまいます。

言いたいことが怖くて言えないから親友はできないけれど、人と合わせる「コミュ力」があるから仲間はずれにはならない。ただ、仲間はずれにならないように常に気を遣い続ける……。それが自然に身についていて、友達が多いほうだとのんきに構えていられる人はある意味幸せでしょう。

しかし、他人の考えが自分の本音のようになってしまって、誰かが異質な意見を言うと、それを聞くなり腹を立てたり、ネット上で誹謗中傷をする人もいます。もちろん、自分でさまざまな意見や情報をよく調べた上で、自分の意見にしたのならいいのです。しかし、まわりの意見と自分の考えが区別がつかないとなると、そしてそれが思春期に起こるとなると、発達上の問題が生じそうです。

一方では、「言いたいことが言えていない」ことに悩む人だっています。もちろんSNSに自分の本音をのせて反応してもらうという形で一歩踏み出す人もいるでしょう。しかし、私の見るところそれは少数派です。

友達は大勢いるのに、どことなく疎外感を覚えている人は少なくないのではないでしょうか?

疎外感恐怖に縛られると、学校に行くのが気が重くてしかたなくなります。

学校でいじめられているとか、先生が怖いというようなことより、うまく人と話せなかったり、人に合わせたりするのに疲れたというタイプの子どもも多いのです。

最近は、N高等学校のような通信制の高校やフリースクールも増えてきました。

せめて疎外感や疎外感恐怖の世界から逃げる手立てだけでも子どもに教えてやれないのかと、精神科医として思ってしまうのは事実です。

第9章　多数派の絶対正義と疎外感――『嫌われる勇気』再考

疎外感恐怖と言論の自由

ここしばらく、国論が一色に染まって、疎外感を覚える人は少なくないようです。最近だと、サッカーのワールドカップや野球のＷＢＣ（ワールド・ベースボール・クラシック）で、自分は日本が勝ってもそれほど浮かれる気にならないという人もいるでしょうし、ほかのニュースをつぶしてまで報道番組でサッカーや野球だけ報じていていいのかと思う人もいたことでしょう。

へそ曲がりと思われるような話を書いて恐縮です。これまで疎外感恐怖が学校生活の中で醸成される話をしてきましたが、一般社会でもこうして作られた疎外感恐怖は、周囲の意見が強く一致した際にこそ、自覚されることになるのではないでしょうか？

みんなと自然に意見が一致する場合はいいのです。しかし、そうでない場合、自分が言いたいことを言えば、おかしなやつと見られたり、仲間はずれにされたりするかもしれないと感じてしまい、一致した意見以外は言えなくなっている人は少なくないでしょう。

疎外感恐怖のために国中の意見が一致し、他人と異なる考えが表明できなくなるということです。

言論の自由が保障されているはずの国で、その自由（もちろん野放図な自由ではなく、ヘイトスピーチのようなものは許されないのですが）を謳歌できず、全体主義の国のように国からの処罰があるわけでもないのに、自分の考えや意見が表明できないのです。それは、周囲の人間からの攻撃や圧力を恐れるからでしょう。

実際のところは言いたいことを言ったところでネット上の激しい批判はあるかもしれませんが、かなりの有名人でない限り現実の被害はそう多くはありません。思ったほど仲間はずれにならなかったり、排斥されたりすることもないでしょう。私などはかなり目立った形で言いたいことを言っていますが、むしろ本は売れていますし、仲間も増えました。

しかし、疎外感恐怖があると自由な言論を躊躇《ちゅうちょ》したり、自制したりすることは少なくないはずです。とくに周囲の意見が一致しているときはそうです。

これまで論じてきた疎外感恐怖が、実は言論の自由の大きな障害になることは知っておいていいと私は信じています。

共感という圧力

もちろん、ワールドカップのように、自国が勝って国民の多くが浮かれているときに、それに水を差すような言動が行いにくいというのは、おそらく万国共通の現象でしょう。

みんなで喜びあえるということは束の間《つかま》かもしれませんが、幸せを感じることができるし、おそらくメンタルヘルスにいいはずです。

心理学の世界では、「共感と同情は違う」ということがよく言われます。

共感というのは、相手の気持ちとシンクロすることですが、同情というのは、相手のほうが心理的に下というか不幸な状態のときに感じたり表明したりするものです。

たとえば、友達が失恋したり、失業したりした際に、かわいそうに感じたり、自分も一緒になって落ち込む場合には、共感でもあり、同情でもあります。

ところが友達が試験に合格したり、昇進したり、恋人ができたという際に、我がことのように喜ぶ場合は、共感とは言っても同情とは言わないでしょう。

前述のケースを想像してもらえばわかるように、同情は、それほど仲のいい相手でなくても比較的簡単にできるものです。相手より心理的に上の立場に立てる上、いい人になったような気がするので、人の不幸話を聞くと簡単に同情する人は少なくありません。

しかし、共感というものは、よほど仲のよい関係でないと起こりにくい感情でしょう。人が幸せになった、昇進した、受賞したというときに一緒に喜べるのは、そんなに簡単なことではありません。どちらかというとひがみや嫉妬の気持ちのほうが生じやすいのです。

人生経験を積んでくると、自分がうまくいった際、周囲の共感がそう簡単に得られるものではないことを学習します。そのため、自分が成功したり嬉《うれ》しいときに、他人から共感してもらえると、心理的な距離がぐっと縮まり、親密感が増すことが通常です。

サッカーの勝利でみんなと一緒になって浮かれるというのは、共感の心理と言っていいでしょう。日本人としての一体感や周囲との仲間意識が高まるのも確かです。

ただ、問題なのは、その共感の輪に入れない人を見て、無意識に不快感を覚えてしまったり、自分たちの仲間ではないと感じてしまうことです。

共感とは人と人との距離を縮めるものであると同時に、「人に強要しかねない性格を持つものでもある」というのが、私の長年の人間観察の結論です。

では、たとえばロシアがウクライナを攻めたときとか、有名芸能人が不倫をしたときとか、高齢者が事故を起こした際に、一緒になって怒る場合はどうでしょう?

確かに、これは同情とは言いません。おそらくは共感と言えるでしょう。

これが共感だとしたら、やはりそれに与《くみ》しない人間に不快感や違和感、自分たちの仲間ではないという意識を感じるのも納得できることです。つまり、逆から見れば、共感できない人間に圧力を感じさせるのも自然なことではないでしょうか?

これは怒りの感情だけではありません。みんながコロナというウイルスに不安を感じているときに、自分だけ「でもインフルエンザだって毎年1万人くらい死んでいるよ」とか「若者はほとんど死んでいないし、高齢者の中でも80代以上の人とか寝たきりの人が死者の大多数だ」とか言う人がいれば、やはり共感のできない人として排斥されるでしょう。

あるいは、ロシアとウクライナの戦争が起こって、日本もいつ中国や北朝鮮に攻められるかわからないと国民が不安になっているときに、「ウクライナのようにもともとソ連の領土だったところと違って戦争は起こらないと思うけど」とか、「中国にしてみたら、人を犠牲にする戦争より、日本の土地をガンガン買っていくほうが、ずっと現実的と思うけど」などと発言する人がいると、国の危機を無視する「反日」の扱いを受けるかもしれません。こういう不安に共感できない人は日本の敵とさえ思われてしまうのです。

多くの学派の心理学では、共感のメンタルヘルスや人間関係に対する効用が謳われますが、実は共感にはこのように人に「共感しなければならない」という圧力をかける場合があるという側面も忘れてはなりません。

テレビという「共感の増幅装置」

さて、このような国民全体の共感——それが国民全体の喜びであれ、国民全体の怒りであれ、国民全体の不安であれ——の発信源であり、増幅装置でもあるのは、やはりテレビというメディアでしょう。

サッカーのワールドカップや野球のWBCの場合は、ほかのニュースをほとんど飛ばして（そのおかげで、97歳の高齢者が暴走事故を起こしたニュースも、旧統一教会問題もその時期はあまりテレビの情報番組で取り上げられなくなったのですが）、快進撃一色の報道になりました。明るいニュースの少ない日本で、国民を高揚させたことを悪く言うつもりはありません。しかし、その「浮かれ」とか「共感」の輪に入れない人（実は、スポーツ嫌いの私もそのひとりだったのですが）には、居心地が悪かったのは確かでしょう。

いずれにせよ、放送の頻度が高まり、時間が長くなるほど、国民の関心はそちらのほうに向かうというのは自然のなりゆきです。

特定の国や人を憎め、特定の行動を許すなという「怒りの共感」もテレビが火付け役と言っていいでしょう。芸能人の不倫などの場合は、週刊誌報道をテレビが大々的に取り上げると、怒りの共感の輪が一気に膨らみます。もちろん、テレビ局側が、どれに火をつけるのかを決めるようです。テレビ局の関連会社の球団の野球選手が妊娠中絶騒ぎを起こした際には、どのテレビ局もほとんど報じませんでした。ネットではそれに対する怒りの声があったのですが、やはり怒りの共感はほとんど広がらず、その選手も何もなかったようにプレーしていました。やはり、この国では、まだまだネットではなくテレビが共感の輪を作るという状態が続いているのだとつくづく感じたものです。

コロナ禍で、国民の不安が高まると、それでも外に出ている人、夜にお酒を飲んでいる人、数人以上で会食している人を、まるで犯罪者を扱うかのように（モザイクはかかっているものの）これでもかというくらい、テレビは映してみせました。

高齢者が交通死亡事故を起こすと、交通死亡事故は1日7件くらい起こっている計算なのに、その事件だけを大々的に取り上げます。

ロシアとウクライナの戦争でも、ウクライナ国内の悲惨な状況が連日映し出され、否《いや》が応《おう》でも共感や同情を誘います。私の高校時代の同級生でイスラム法学者の中田考氏は、100万人の住民のうち20万人がロシア軍に殺されたとされるチェチェン紛争のときも、あるいは米軍やイスラエル軍によるパレスチナの残虐行為でも、こんなに映像が映し出されたことがないと憤っていました。

テレビ局が、映像を通じて断罪するものを決め、それに多くの国民が共感するという構図ができ上がっているのです。

ついでにいうと、欧米どころか中国でも50～100くらいのテレビのチャンネルがあり、その中から視聴者は自分の見る番組を選択します。もちろん検閲はあるでしょうが、100チャンネルもあれば、それぞれ論調が少しずつは違います。その中から人々は判断するのです。ところが日本では、多い地域でも地上波は民放6局とNHKだけです。それでは、どれも同じような論調になることがほとんどになってしまうし、視聴者は自然とテレビが流す論調が正しいものだと信じやすくなってしまうのです。

このように映像を通じて共感を誘うのに、さらに火をつけるのがコメンテーターと言われる人たちです。専門家でもないのに、コロナの不安を論じ、ロシアの非道を罵り、高齢者の免許返納を迫ります。コメンテーターだけでなく、ニュースを解説する「専門家」もテレビ局が選んだ人たちです。

私は「コロナ以上にコロナ自粛のほうが、要介護高齢者が激増するなど、高齢者に弊害が大きい」と高齢者専門の医師として訴え続けていたのですが、テレビ局からはお呼びがかかりません。宗教学の立場から、ロシアとウクライナの戦争の背景を読み解く中田考氏を呼ぶテレビ局もありません。

テレビ局は、共感を得られるであろう情報提供を行い、その方向性を補強する識者が呼ばれ、それに水を差す人は、たとえニュートラルな意見であっても排除して、あたかもすべての専門家が同じ意見であるような情報の枠組みを作り上げているわけです。

今の時代、多少の知性があれば、インターネット検索によって、コメンテーターの情報が偏っている（間違っているわけではないでしょうが）とか、自粛や免許返納にはメリットもあるが弊害もある、とか、多様な意見があることを発見するでしょう。

ところが、それを声に出そうとしたり、ネットにあげようとすると、国民全体が共感しているのに、それをぶち壊すのかと言わんばかりの反駁《はんばく》を受けます。

テレビがお墨付きを与えた情報や感情の方向性に国民全体が共感する、そして共感できない人たちを排斥するという文化が浮かび上がってきます。

「嫌われる勇気」の意味

国民全体が「共感」状態にあるとき、それに反対する意見が言いづらいという言論の自由の問題のほかに、共感できない自分がおかしいのではないかという形の疎外感もあるでしょう。

みんながサッカーや野球で浮かれているけれど、自分はそんな気になれない。コロナがそんなに怖い病気と思えない。ロシアが悪いと言うけれど、ウクライナの味方をする気にもなれない。

たとえば、このような違和感を持った場合、学校時代に疎外感恐怖を叩き込まれている今の若者たちは、自分のことを「異常」と感じるかもしれません。

違和感と疎外感とは本来は別物ですが、「みんなの考え」に違和感を持ったり、共感できなかったりすると、自分だけ異常と感じ、疎外感を覚えるというのは自然な流れのように思えます。

これまで「共感」が圧力になり、自分を失わせてしまう危険性を論じてきましたが、「共感」という概念を非常に重視した心理学者に、アルフレッド・アドラーという人がいます。ただし、彼のいう共感というのは、心のシンクロ状態というより、相手の立場に立って相手の心理を想像するという意味です。

アドラーはフロイトやユングほど日本では人気のある存在ではなかったのですが、その解説書である『嫌われる勇気』が国内で270万部以上、シリーズ累計で世界で1000万部のベストセラーになることで、一躍日本でもっとも有名な心理学者となりました。

アドラーが共感を重視し、共同体感覚を持つことが心理発達の目標だということを論じたため、今の日本のようにみんなが共感して、意見や感情がひとつにまとまる共同体になることが理想的なことだと思うかもしれません。

確かに共同体感覚を持つことで、人は周囲の仲間たちに貢献したいと思うようになります。自己中心的な自分から共同体の一員としての自分に移行するわけです。

ただ、この際の共同体というのは、周囲が「仲間」なのだと感じられることが条件なのです。

「仲間」とは、いったい何でしょう?

私のモデルとする「仲間」というのは、思春期の発達理論で言うところの「親友」です。第3章でも触れましたが、子どもというのは小さい頃は親と心理的に一体化しています。子どものケンカでは「お前の母さんデベソ」と言いますが、これは、「お前の母さん」を攻撃することで「お前」を攻撃する、ということなのです。

ところが、思春期になると親に言えない秘密ができてきます。そのような秘密を初めて言える相手が「親友」です。

ここで受け入れてもらう体験をすることで、何でも自分の本音を話せるようになる。そして、そういう言いたいことが言いあえるグループとして親友グループが形成されます。

ここでは、遠慮もいらない代わりに、親友が殴られたら自分が殴られたように感じ、仕返しにいくこともあるでしょう。親友のために自分を犠牲にすることもある。まさにアドラーの言うところの「仲間」であり、親友グループは共同体です。

共同体感覚とは、そのような安心感を覚え、「居場所」を感じ、相手が喜ぶことをしようという感覚であると同時に、共同体の中では遠慮なしに本音が言えるという感覚です。

嫌われることを恐れて、言いたいことが言えないのなら、それは共同体の中にいないのと同じなのです。

「嫌われる勇気」というのは、人から嫌われてもいいという勇気を持とうという意味ではなく、共同体感覚の世界にいれば、嫌われる心配をしなくてすむということでしょう。

アドラーに言わせると、他人の目を気にするというのは、他人が自分をどう認めてくれるのかにしか関心がないということで、それが自己中心的だということです。

共同体感覚の中では、他人の思惑を気にせずに自分の意見が言えるのです。

みんなが言いたいことが言えずにビビっているときに、そういうことを書いてくれたので、『嫌われる勇気』がベストセラーになったのでしょう。

まわりがどう言おうと、まわりがどう見ようと、自分は自分だし、それを受け入れてくれる仲間がいるというなら、その仲間が1人しかいなくても共同体感覚を持っているということになります。

今の日本は、いったん正義や悪が決まると、その考えを支持する人が簡単に圧倒的多数になってしまいます。

でも、それは周囲の意見であって、自分は違っていいのだ（もちろん、その意見に心から賛同できるのなら自分の意見です）と思えるのが人間の発達だというのがアドラーの思想であり、私もそう考えます。

みんなと同じ世界にいると安心なはずなのに、どこか疎外感を覚えるのは、おそらくは、十分に共同体感覚が身についていないからのように思えてなりません。

第10章　疎外感とカルト型宗教

オウム真理教は何を物語っているのか

もう30年近く前の話になってしまいましたが、地下鉄サリン事件というものがありました。

１９９５年3月20日に宗教団体のオウム真理教によって、帝都高速度交通営団（現在の東京メトロ）の営業運転中の地下鉄車両内で神経ガスのサリンが散布され、乗客および職員、さらには被害者の救助にあたった人々にも死者を含む多数の被害者が出た事件です。

死者数は14人、負傷者は約６３００人とされ、１９９５年当時としては、平時の大都市において無差別に化学兵器が使用されるという世界でも類例のないテロであったため、国外にも大きな衝撃を与えました。

この事件のあと、テレビも週刊誌も、そして全国紙までもがオウム真理教なるカルト宗教の実態を暴き続けました。

その中で問題とされたのが、この宗教が、現職の医師、医学部の学生を含む東大生などのインテリ集団だったということでした。世間の人は、なぜ彼らがこんな宗教に入り、犯罪に手を染めるのかと話題にしました。

実際、医師や一流大学卒の研究者が、サリンなどの開発にかかわっていたことも明らかにされます。その知能をほかのことに使えば、社会の役に立つのに、逆に大量殺戮《さつりく》に優秀な頭脳が使われることは、日本の場合、戦後初めてのことと言っていいものでした。

これについては、いろいろな解釈がなされました。

勉強ばかりしていて社会のことを知らないから、いかがわしいカルトにひっかかってしまうのだという説もありましたし、やはりペーパーテストの秀才は異常な人が多いので、もっと心の教育や道徳教育をやらないといけないなどという声も上がりました。

現職の医師だった人が、手術はできても人の心は救えないと悩んで入信したと報道されたこともあって、自然科学に限界を感じ、超常的な力を信じるようになったのではないかという考えもありました。

そのどれもが妥当な解釈のような気もしますし、本当にそうなのかとも考えてしまいます。もちろん、信者全員が同じような心理だったとも思えません。

ただ、高学歴の人たちが、現状に不満を持ちやすい状況にある傾向はおそらく当時にはすでに強いものになっていたと思います。

子どもの頃から「勉強をしないと社会で成功できない」「勉強すれば大人になってから報われる」と親や周囲に言われ続けてきたのに、学歴社会は崩壊しつつあります。

東大卒の中の勝ち組とされる財務省の中で、さらに勝ち組とされる局長クラスの官僚が、小学校から大学まで受験経験のない世襲の首相に忖度《そんたく》して、文書を改ざんして職を失ったり、テレビで中継されているのに国会で明らかに嘘とわかるような苦しい答弁をして恥をさらしたりする。そんな姿を見れば、子どもたちが学歴エリートなんかバカバカしいと思うのももっともな話です。

それ以上に、苦労して勝ち組になった人にとってみたら、将来に絶望を覚えるかもしれません。

今の時代の苦労は、青春を犠牲にして、ただつまらない勉強をコツコツすることだけではありません。

一時期、上海《シャンハイ》や香港《ホンコン》に住んでいた経験のあるサラリーマン兼業文筆家の前川ヤスタカ氏が書いた『勉強できる子 卑屈化社会』（宝島社、２０１６年）がヒットしました。そこには、これまで何度か紹介したスクールカーストで下位に甘んじていた「勉強できた子あるある」がさまざまに描かれ、その社会背景や実例をあげながら、著者の考えが述べられています。この本を読み、私も自分自身の子ども時代と照らしあわせて、強く共感したのを覚えています。

私の時代より学歴批判が進み、スクールカーストが新しいいじめの源泉となっていることを考えると、今の勉強のできる子どもたちの受難は、もっと厳しいものとなっているでしょう。ほかの暴力型のいじめが昔より目立たなくなっている中で、このようなスクールカースト型のいじめが残っているのですから、勉強ができる子はケンカが弱い子よりもっとみじめかもしれません。

そんな子ども時代を乗り越えて大人になったのに、社会は予想外に厳しかったと感じる若者は少なくないと思われます。

高学歴フリーター、高学歴ニートなどという言葉が使われて久しくなりましたが、実際、私が東大卒の失業者に聞いた中では、転職先の経営者の中には学歴コンプレックスのようなものを持つ人がいて、東大出身であるがゆえに、揶揄されたりパワハラを受けたりして、仕事を続けられなかったというケースもありました。

学歴競争の中では勝ち組の東大理科三類から医学部のコースを歩む人も、病院の医局という組織の中では、ただの一兵卒の扱いです。教授回診という大名行列の金魚の糞《ふん》のような立場に陥ります。そして、自分たちが見下していた（これも問題なのですが）ような私立医大卒の教授や偉い人にペコペコしないといけない現実を知ります。

このような心理状況では、カルト宗教に走るいわゆる学歴エリートが出ても、それほど不思議に感じなかった、というのが当時の私の記憶です。

さて、高学歴エリートがカルトに走る理由として、もうひとつ考えられるのが発達障害です。

私自身が精神科医になって思うのは、私はおそらく発達障害だったのだ（今もそうかもしれませんが）ということです。

人の気持ちが読めず、変わり者として大学生くらいまでは過ごしました。小学生の頃は教室で立ち歩きをしたり、すぐに気が散ったりする落ち着きのない子であると同時に、好奇心だけは人一倍旺盛でした。これは自閉症スペクトラム障害（以前はアスペルガー障害もしくは症候群と呼ばれていました）と注意欠陥多動性障害（ＡＤＨＤ）を併せ持っていたということになります。

精神科医の仕事をしているうちに、共感能力やコミュニケーション能力は多少まともなものになってきた気がします。ただ、落ち着きのなさは相変わらずです。世間の人は多才と言ってくださいますが、いろいろな仕事に手を出すのはひとつのことをずっと続けているのが苦手だからです。今日はこの仕事、明日は別の仕事、という風にしたほうが調子がいいので、やはり多動性障害の傾向は治っていないようです。

ただ、私はこうした発達障害は個性であり、天才も多いのだから、むしろ尊重すべきだと考えているので、それを無理に治そうとは思っていません。

ビル・ゲイツもスティーブ・ジョブズも、アインシュタイン、そして最近話題のイーロン・マスクも自閉症スペクトラム障害とされていますし、エジソンも坂本龍馬もモーツァルトもADHDだとされています。

ケンブリッジ大学教授で自閉症研究センター所長のサイモン・バロン・コーエン氏の近著『ザ・パターン・シーカー――自閉症がいかに人類の発明を促したか』（篠田里佐訳、岡本卓・和田秀樹監訳、化学同人、2022年、原著は2020年）によると、人類が発達してきたのは、ほかの動物にない共感力と、ものごとのルールやパターンを発見する「システム化能力」があるからだそうです。

共感力によって、仲間のグループを大きくすることができ、システム化能力によって、いろいろな道具や社会の仕組みを発展させてきました。

コーエン氏は人間の脳を5つのパターンに分類しました。

1つ目は極端にシステム化能力が強く、その代わり共感力に弱点のあるエクストリーム

S型、２つ目はシステム化能力が共感力より優位なS型、３つ目はシステム化能力と共感力のバランスのとれたB型、４つ目は共感力がシステム化能力より優位なE型。５つ目は極端に共感力は強いけど、システム化能力の弱いエクストリームE型です。

ご想像の通り、自閉症スペクトラム障害の人はエクストリームS型ということになるのですが、このシステム化能力が高い人が、科学などの世界で成功する「天才」であるという側面もあります。

ところが、私の見るところ、日本は恐ろしいくらい共感力が重視され、システム化能力だけが高い人が生きづらくなっています。

勉強ができる子がいじめられることが多いという現象も、勉強ができても性格が悪いとされているからでしょう。しかし、彼らは性格が悪いのではなく、人の気持ちを読む能力が低いのです。この国は、そういう人間が「人間性が欠けている」とされ、排除される傾向にあります。ほかに優れた能力があっても、それ以上に人間性が重視されるのです。

そういう意味で、共感力に難がある「天才」たちが生きづらい世の中であるのは、発達障害を抱えて生きてきた私の実感でもあります。

カルトと発達障害

かくして、勉強ができて理想通りの学歴が得られても、この手の人間は生きづらさを抱えることになります。

私の仮説は、高学歴者がカルトに惹《ひ》かれるのは、発達障害がからんでいるのではないかということです。高学歴であるかどうか以上に、発達障害を抱えることがカルトに惹かれた理由だということです。

前述のイスラム法学者の中田考氏が、26歳の北海道大学の学生がイスラム国に渡航するのを手伝ったということで警察の事情聴取を受けるという事件がありました。

あとで中田氏に事情を聴くと、これは宗教やテロの問題ではなく、生きづらさに悩む（当人は日本にいても自殺するだけだからと語っていたそうです）人をどのように救うかという話だったようです。そして、日本では生きづらさを抱えた若者を温かく受け入れてくれるところがほとんどないと話をしてくれました。

前々からうすうす感じてはいたのですが、この話を聞いて、高学歴か否かは別として、カルトが発達障害の人たちの逃げ場であるのは確かだろうなと痛感しました。オウム真理教にしても、みんながみんな高学歴というわけではなく、1万人以上の信者がいたことを考えると、特別に高学歴の人が多かったわけではないでしょう。

現世の生きづらさを考えると、超自然的なカルト宗教の世界で生きていくほうが楽と思った人が少なくないように思えます。

今、話題になっている旧統一教会にしても、私の学生時代から怪しげなセミナーに通い、入信する人は少なくありませんでした。いくらそれが洗脳であったとしても、現世で満たされている人や、将来に豊かな夢を持っている人がカルトの世界にのめり込むとはあまり思えません。やはり現世に生きづらさや疎外感を覚えて入信する人が多いのではないでしょうか？

この手のカルトで、高学歴者が目立つのは、その割合が格別に高いのではなく、彼らが重用されるということがあり、幹部に高学歴者が多い結果なのではないかと私は考えています。

現実社会では、高学歴であっても「変わり者」のレッテルを貼られると、成功はおろか世の中から疎外されてしまうのに、カルトの中では、それが認められる……。さらに帰依が強くなるのは、当然想像できることです。

その人一倍強いシステム化能力を用い、オウム真理教では、彼らは毒物作りに勤しみました。

これは、あくまで私の妄想ですが、旧統一教会のシステム化能力の高い秀才たちは、教祖の夢である、韓国が日本より強い国になるための方法論を考えていたのではないかと思うことがあります。

そして、献金などを通じて知り合った政治家に、日本を共産主義に染められない強い国にすると称してアドバイスをしていきます。共感力は高いけど、システム化能力に難のある日本のボンボン政治家はそれを信じていきます。

過度な円安政策も、ペーパーテストを軽視する入試改革も、教育や科学技術予算より軍事予算にお金を使う政策も、日本より韓国に恩恵をもたらすためという気が私はするのです。

少なくとも結果だけを見ると、日本は90年代から中学生の学力では韓国に抜かれていたのですが、それには手を打たないできました。円安もあって1人あたりのＧＤＰは韓国に追いつかれています。２０２２年には重要論文（引用回数上位10％）の数でも、人口が半分に満たない韓国に日本は抜かれています。

もちろん、現実にはさまざまな背景があるでしょうが、もし私の妄想があたっているのだとしたら、カルトに尽くす高学歴者のシステム化能力はそれだけすごいということになります。

それがあたっていないことを願うのみですが、いずれにせよ、発達障害とともに、優れたシステム化能力のある人たちの疎外感を少しでも楽にしてあげて、活躍の場を与える必要があることを真面目に考える価値はあると私は信じています。

疎外感の精神病理としてのカルト信仰

これまで何度か、今の多くの人が感じている疎外感について論じてきたわけですが、これはもちろん発達障害の人や、天才と言われる人に限った話ではありません。

今生きている世界の居心地が悪く、疎外感を覚えるなら、より居心地のいい世界を求めるのはむしろ自然な流れと言えるのかもしれません。

カルトでは外から見るとお金をむしり取られたり、意味不明の苦しい修行をさせられたりしているわけですが、何らかの形で連帯感が得られたり、世俗のルールより、その宗教の戒律のほうが楽であれば、その宗教にどっぷり浸り込むことは十分あり得るでしょう。

逆に、その宗教が批判を浴び、世間から仲間はずれになればなるほど、内部ではお互いの連帯感が強まることもあります。

そういう意味では、昔のオウム真理教や今の旧統一教会のように、悪徳宗教とされる宗教をメディアやSNSで大バッシングすることが逆効果になる可能性を考えないといけないかもしれません。

彼らの連帯感が強まるほど、入信前の世俗の世界にいた頃の疎外感と比べてしまうので、余計に離れられなくなる可能性は十分考えられるのです。

心理学の世界では、認知的不協和という言葉があります。

簡単に言うと、自分のそれまでの認知と不協和を起こす認知を受け入れようとしない心理を指します。

大金をささげたり、苦しい修行に耐えたりして宗教を信じてきた人にとっては、その宗教がインチキだということになると、それまでの自分や、自分のしてきたことは何だったのかということになるので、その不協和を避けるために、インチキだという外からの言説を強く否定しようとするのです。

そうでなくても、カルト宗教とされるところは、人に苦行を押しつけたり、高額の寄進を求めたりするところが多く、いったん入ってしまうと、それが苦行であればあるほど、あるいは寄進が高額であればあるほど、無価値なものと信じたくない心理が働くので離れられないわけです。疎外感に苦しんできた人にとってみれば、この連帯が何物にも代えがたく、失いたくないものなので離れることができないのでしょう。

カルト宗教の側も、疎外感に苦しむ人たちを上手に狙い撃ちにしているというのは、私の妄想でしょうか？

もちろん、人生の苦難や疾病など、カルト宗教の入り口はいろいろあるでしょう。

しかし、その中でも疎外感が大きな玄関口になっているというのが、私の考察です。

第11章　シゾフレ人間と疎外感

周囲が心の世界の主役のシゾフレ人間

私が留学から帰ってきてすぐに出した精神医学的な日本人論の本があります。

１９９４年に書いた『シゾフレ日本人―若者たちを蝕む〝自分がない〟症候群』（ロングセラーズ）という本です。

私は91年から94年まで精神分析を学びに留学したのですが、この本は、研修医の頃から構想を練っていたものです。

その後、受験勉強法の本が売れたので、これだけ儲けさせたのだからと出版を申し込んだのですが、「受験技術研究家としては名が売れていても、精神科医としてはまだ研修医レベルなのだから出せない」と出版社に言われ、東大病院助手として留学して帰国したら、という条件をクリアして出した本です。

古典的な精神医学では、神経症は正常と精神病の間にあると考えられ、そして世界中で本当の意味の精神病は3つしかないと考えられていました。

統合失調症（昔は精神分裂病と呼ばれていました）と躁《そう》うつ病（双極性障害）とてんかんです。現在では、てんかんは精神の病気ではなく神経の病気であり、躁うつ病はうつ病と同じ病気ではなく、統合失調症とうつ病の間にある心の病と考えられていますが、いずれにせよ、統合失調症とうつ病は二大精神病と言えるものです。

人間が本格的に心の病になるときに統合失調症とうつ病にいきつくなら、正常な人でも心の世界が統合失調症的であるかうつ病的であるかのどちらかに分けられるはずだと私は考えました。そして正常範囲で統合失調症的要素の強い人をシゾフレ人間（統合失調症＝schizophreniaより）、うつ病的要素の強い人間をメランコ人間（うつ病＝melancholy、正式にはメランコリー型うつ病より）と呼ぶことにしました。

簡単にその特徴を述べてみましょう。

まず第一の観点は、「心の世界の主役が誰か」というディメンジョンです。

これは、私が研修医の頃に、一番影響を受けた精神科医の森山公夫《きみお》先生の考え方に基づくものです。それを早く本にしたかったのですが、留学帰りまで叶《かな》いませんでした。ですが、今でも、この考え方は本質的に変わっていません。

統合失調症的な心の世界では、自分より周囲の世界が心の主役になります。統合失調症患者の妄想では、誰かが自分の命を狙っているとか、自分の悪口を言っているとか、主体が周囲全体だったり、周囲の誰かや周囲のある組織になるのです。

一方うつ病患者は、自分のことで心が囚《とら》われています。古くはドイツの有名な精神病理学者クルト・シュナイダーがうつ病の三大妄想というものを想定しています。1つ目は心気妄想といって、癌《がん》ノイローゼのように自分が実は重病なのではないかというように自分の身体のことばかりを気にする妄想です。2つ目は貧困妄想といって、自分が実態以上に貧乏だと考えたり、貧乏になるのではと気に病んだりするものです。3つ目は、罪業妄想といって、自分がこれまでに悪いことをしてきたとか、自分が実は人に迷惑をかけているのではないかと悩んだり苦しんだりする状態です。

つまり周囲の世界にまつわる不安で心がいっぱいになる（「地獄とは他人だ」という世界）のが、統合失調症の心の世界であり、自分にまつわる不安で心がいっぱいになる（「地獄とは自分だ」という世界）のが、うつ病の心の世界と言えます。

こういうものは、病的なレベルの統合失調症やうつ病にかかってしまった人での話ですが、正常範囲のメランコ人間も、自分が頑張って、ダメなら自分が悪いと落ち込むことでうつになります。一方、正常レベルの統合失調症型人間であるシゾフレ人間は、自分がどう思うかよりみんなにどう思われるかのほうを気にします。自分より周囲が気になるので、自分だけ頑張って目立つより、みんなと同じでいるほうが安心なのです。

このシゾフレ人間の「みんなと同じでいたい」心性は、大ヒット商品や作品を生み出す土壌にもなります。

私は90年代の初めにシゾフレ日本人論を考えたのですが、第1章で触れた通り、その前の10年間、つまり80年代には、たとえば音楽の世界では、１００万枚を超えたミリオンセラー曲は12曲（うち4曲は「奥飛騨《おくひだ》慕情」のような何年もかかって売れた演歌です）しかなかったのに、90年代になると91年には7曲が、それ以降は毎年10曲以上がミリオンセラーになりました。その後、配信などが主流になったためにＣＤが売れなくなりましたが、さまざまなメガヒットが生まれたのは確かなことです。

現在では、90年代のメガヒットを作り出した年代の買い手の人が50代を迎えています。そして、「みんなと同じ」でいたい心理のシゾフレ人間が世の中の主流でいるところにコロナ禍が押し寄せました。

諸外国では、マスク派と反マスク派の対立が生まれ、選挙にまで影響しましたが、日本では、たとえば２０２２年７月の参議院議員選挙で、コロナ自粛をやめようと明確に言った政党はありませんでした。

２０２３年３月に国の見解としてマスクをするかしないかを自由にするということになりましたが、私の読みでは、「みんな」がしている限り、マスクをやめない人が多いだろうし、「みんな」がやめたら、マスクブームは終わると見ています。実際、５月に感染症法上の５類になってもマスクをしている人は大して減りませんでした。

対極的なシゾフレ人間とメランコ人間

第二の観点として、対人関係パターンも統合失調症とうつ病ではタイプが違います。統合失調症では他人との情的な交流を避け、自分の幻覚や妄想の世界に引きこもるのが特徴ですが、うつ病になりやすい人は特定他者と深い情的な付き合いを望むものの、その人と別れることになるとがっくり落ち込んでうつになってしまうのが基本パターンです。

さて統合失調症型の対人関係というと、かつてエルンスト・クレッチマーという精神病理学者の提唱した分裂気質（シゾイド）の特徴である「冷淡・神経質・理知的・非社交的」を思い浮かべる方もいるかもしれません。

しかし現代型の分裂気質は、むしろ表面上は他者との同調がうまいが、情的に深い接触を避けるという想定が、精神分析学者などからなされています。人との深い情的なかかわりあいを避けて自分の世界に引きこもりたい場合には、冷淡で非同調的な態度をとって人とのあつれきが生じたり、変わり者と見られたりするより、むしろ適当に人と合わせていたほうがはるかに適応的だと考えられるからです。

その代表的なものが、日本を代表する精神分析学者だった小此木啓吾氏によるものです。第1章でも紹介しましたが、彼は、現代人の病理をシゾイドに結びつけて論じ、1980

年に『シゾイド人間―内なる母子関係をさぐる』という本を著しています。その中で、現代型のシゾイドは、孤立したり引きこもったりせず、むしろ表面的には相手に調子を合わせたり社交的にとりつくろうが、それは決して本当の意味での情緒的かかわりあいではないこと、つまり「同調的ひきこもり」が、その本質的な特色であると指摘したのです。現代人の病理が統合失調症的であるという文脈で論じた、この小此木氏のシゾイド人間論は、これまで類を見ない画期的な日本人論と言えるものです。

現代の若者たちの広く浅く、また自分の世界に閉じこもりがちな対人関係パターンは私の考えるシゾフレ人間そのものと言えます。彼らは不特定多数が出席するパーティなどを好みますが、特定の他者と飲み明かす二次会、三次会は好まなくなったというのが、私が『シゾフレ日本人』を書いた頃の観察でした。そして、コロナ禍以前から話題になっていたことですが、若い人たちが会社の飲み会を喜ばず、家に直帰するようになっています。ゲームやYouTubeなどを楽しむのでしょうが、インドア傾向が強まっているのは確かでしょう。

これに対して、正常範囲のうつ病型人間であるメランコ人間は、不特定多数との広く浅い交流より、特定の人との深い人間関係を求めます。パーティより二次会で本音丸出しで飲み明かすというのが基本パターンです。

若い人たちが親友を持てなくなったという話はよく聞きますが、メランコ人間は、むしろ親友との密な人間関係が自分を支え、悩みを打ち明けてくれないと「水くさい」と言います。親分子分の濃い人間関係も大好きです。

ただ、そういう大事な人間関係を失うことが、「対象喪失」といって、うつの原因にもなります。

シゾフレ人間とメランコ人間の3つ目の対比点は「主体性、アイデンティティ」です。

統合失調症の患者さんは、それまで自分が身につけてきた教養や道徳や価値観よりも、幻聴による命令や新たに信じ込んだ妄想のほうが正しいものと考えます。させられ体験といって、自分の意思より幻聴の命令に従ってしまうことさえあります。それに比べて、うつ病になりやすい性格の人たち（メランコリー親和型性格と呼ばれます）は、自分で作った自分に対する秩序でがんじがらめになってしまいます。

正常範囲のシゾフレ人間は、日本語で言うところの「自分がない」という状態に相当すると考えていいでしょう。マスコミや周囲の意見に簡単に染まってしまい、自分の意見や趣向を持ちません。テレビが怖いと言えば、それを恐怖に感じ、テレビが悪と決めつければ悪になります。今だとSNSがその役割を担っているのかもしれません。

このように、主体性やアイデンティティ意識がないのも、シゾフレ人間の特色です。「自分」がないだけに、命令には素直に従うが、自分からは何もしようとしないという問題もあります。かつては、アイデンティティを持つまでに時間がかかる人間は「モラトリアム人間」と呼ばれましたが、シゾフレ人間の場合は、もしかしたら一生それを持たずに終わるのかもしれません。

一方のメランコ人間のほうは、親から植え付けられた道徳観や自分が育ってきた環境の中で自分に植え込まれた価値観に縛られてしまいます。そのため、メランコ人間はアイデンティティ意識が強すぎる傾向もあります。メランコ人間にとって、アイデンティティの不在は非常に不快なものなのでしょう。メランコ人間であるがゆえに、多くの日本の旧世代人間たちは「会社人間」であることに安堵《あんど》を覚えたのでしょう。ただ、自分がありすぎるため、ともすれば周囲に対してフレキシブルになれないし、アイデンティティ意識が強すぎるためにも、定年退職をしたとたんに自分を見失うということは、メランコ人間の今日的な弱点と言えるかもしれません。

4つ目の対比点は、「時系列の連続性の感覚」です。

たとえば、高学歴のインテリが統合失調症に罹患した際に非現実的な妄想を信じてしまうのも、それが「今」現在の妄想である限り、今まで学んできたことよりも信じられるからです。たとえば、「太陽が地球のまわりを回っている」という幻聴が聞こえると、それまでに自分が教育を受けて得た知識や信念を捨ててもそれを信じてしまいます。そしてその翌日に「実は木星のまわりを回っている」という幻聴が聞こえるのなら、今度はそれを信じてしまう。つまり統合失調症患者にとっては、今がすべてなのです。あるいは、将来に極端な期待をしたり、極端に恐れたりすることもあります。この場合も、過去とのつながりがきわめて希薄です。

それに対して、うつ病の基本病理は罪悪感とされるように、過去の自分の言動について必要以上に思いつめ、悔恨するのがうつ病者のパターンです。

同様に正常レベルのメランコ人間は、過去との一貫性を気にし、過去について思いつめます。このタイプの人は時間の連続性の観念が強いために、過去の失敗などをいつまでもクヨクヨと気にするのです。また、自分の言動が過去のものと一貫していないと気になってしかたがないのも彼らの心理の特徴です。

一方、シゾフレ人間にとっては「今」がすべてです。過去の自分と一貫していなくても、現在の周囲と調和がとれているほうが、彼らにとってははるかに意味のあることなのです。昨日言ったことと今日言ったことが違っても、周囲の雰囲気に合っていれば、それをクヨクヨ悩むことはありません。かつて正義の味方と信じていた人も、周囲の人が悪いと叩くようになったら、簡単に悪人と思ってしまうのです。もちろん、メランコ人間にとっては、こういう人はちゃらんぽらんに見えてしょうがないでしょう。

なぜ日本人がシゾフレ人間化したか

私がかつて主宰していた研究所「ヒデキ・ワダ・インスティテュート」でのフィールド調査では、このシゾフレ人間は１９６５年以降に生まれた人に多く、メランコ人間は１９５５年以前に生まれた人に多いようです。

1960年生まれの私はその中間で、周囲にはシゾフレ人間もメランコ人間もいました。

なぜ、このような形で日本人の多くがシゾフレ人間化したのでしょうか？

私は周囲の社会の影響と、それに気づかなかった教育のミスマッチがあると見ています。

敗戦後の日本は、焼け野原から立ち直らないといけなかったし、とても貧しい国でした。みんなと合わせていては食べていけず、競争に勝たないといけない。子どもも大人も自分が頑張って、自分が豊かになるという使命感がありました。

確かに今は厳しい競争社会ですが、負けても飢えることがない（実際はそうでもありません）し、貧しくてもファストフードで食べていけるし、ファストファッションで見栄えも悪くありません。

当時は、負けると生きていけないと思われていたのでしょう。自分がしっかりしなければという意識が強かったのです。

さらに言うと、戦争に負けて生まれながらの富裕層が崩壊したことで、運命より自分の努力を信じられたということがあるでしょう。かくして、戦後すぐに生まれた団塊世代の人たちなどは、空前の受験競争を体験することになります。親も教師もそれを肯定したし、学校教育では競争が当たり前でした。

これが自分にこだわり、競争の好きなメランコ人間を生む背景になったのでしょう。彼らの頑張りによって日本は豊かな社会になりました。

そうなると人に勝たなくてもみんなと同じでいられれば豊かな暮らしができます。

そして、勝つことより負けないこと、落ちこぼれにならないことがメインテーマになります。

それに加えて、団塊の世代の激しい受験競争への反省や反発から、70〜80年代くらいから競争否定が教育現場で始まります。成績は貼り出されなくなり、さらに運動会でも1位を表彰しないというようなことが当たり前になっていきます。受験競争も首都圏や京阪神のエリート層の子弟のものは激烈なままでしたが、少子化で高校や大学に入りやすくなったこともあり、大幅に緩和されます。

86年に東京都中野区で壮絶ないじめによる自殺事件が世の注目を浴びると、そこからいじめ撲滅運動も始まります。

仲間はずれは禁止され、みんな仲良くが教育の目標となったのです。

さらに、93年頃に中学校で観点別評価が始まり、自分が頑張ってとった点より教師の主観で決める意欲や態度などのほうが重視されるようになります。とっくに競争が終わっているのに、文科省は今でも競争否定教育を続けているのです。

子ども時代から、自分より周囲を気にし、これまでも問題にしてきたスクールカーストがそれに拍車をかけます。

かくして、自分がなく、周囲に合わせるシゾフレ人間化が進んでいると私は見ています。

ところが、このように子どもたちの心性が変わっているのに、教育学者や文科官僚（彼らは競争の好きな受験の勝者＝メランコ人間です）が変わらない教育政策を推し進めるため、シゾフレ人間化に歯止めがかからなくなっています。さらにマスコミ（彼らも激しい競争を経て、テレビ局や新聞社に入った人間です）も、むしろ競争否定を支持し続けているというのが私の現状分析です。

シゾフレ人間と疎外感

さて、統合失調症の基本的な妄想は被害妄想だというのが、私にシゾフレ人間論のヒントを与えてくれた森山公夫先生のお考えでした。

周囲が主役になるのですから、周囲に嫌われる、襲われるというのが一番怖いという心理なのですが、それが現実に起こっていると信じてしまうのが被害妄想です。

正常範囲のシゾフレ人間は、それが現実に起こっていると思うわけではありませんが、そうなることを非常に恐れる傾向があると私は見ています。

みんなに嫌われる、仲間はずれにされるというのが、こちらが想像する以上（読者の方がシゾフレ人間なら、自分が普段いだいている）の脅威なのです。

だから、ちょっとＳＮＳで中傷や批判を受けると激しく不安になったり、心を痛めます。誤解のないように言っておきますが、もちろんＳＮＳでの中傷はいけないことです。ただ、知ってほしいのは、それに平気な人とそうではなく激しく傷つく人がいるということです。シゾフレ人間の人たちは後者なのでしょう。なぜこのくらいの中傷でひどく落ち込むのだろうと疑問に思う人もいますが、パーソナリティの違いなのですから、理解するしかありません。

妄想レベルでなくても、自分は仲間はずれにされているとか、嫌われているとか、仲間に入れないと思い込んでいる人はたくさんいます。

それがいわゆる「疎外感」と言われるものです。

これまで論じてきたことを読んでいただければ、私がシゾフレ人間と考える人は、このような疎外感を持ちやすいことがわかっていただけると思います。

自分ではなく周囲が主役になり、みんなに合わせることに汲々《きゅうきゅう》としていたり、その反動で、みんなと同じにしない人をSNSなどで激しく攻撃するシゾフレ人間が世の中の主流になっている以上、それにうまく合わせられない人の疎外感が、こちらが考える以上に深刻だということではないでしょうか。

第12章　疎外感に精神医学は何ができるか

人に素直に依存できる体験を与える――ウディ・アレンをどう見るか

私は、1991年から94年まで、アメリカに精神分析を学びに留学したのですが、そこでハインツ・コフートという精神分析学者が提唱した自己心理学というものに出会い、今でも3カ月に一度アメリカに通い（と言いながら、コロナ禍で中断し、今はメールのやり取りになっていますが）、この自己心理学の最高の論客のひとりである、ロバート・ストロロウ博士の指導を受けています。

フロイトが打ち出した精神分析は、心の中のコントロールセンターと言える自我という部分を鍛えて、心の自立を目指したものであるのに対し（そのため、精神分析が終結したあとは、分析家に頼ってはいけないというルールになっています）、コフートは、人間というものはそもそも依存的な生き物なので、むしろ自立の強要は不可能なことの押しつけだと主張します。この点が画期的です。

ですので、精神分析のゴールや治療は、精神分析家以外に、周囲に上手に依存できる人を見つけることができるようになることだとしています。そして、精神分析が終わっても、たとえばその依存している対象と別れたり、死別したりして不安になったときや、人生上の苦難にひとりで対処できないときなどは、また精神分析家のもとに頼りにきてもいいよというのが、コフートの治療技法です。

たとえば、ウディ・アレンという名優・名監督がいます。

アカデミー賞に史上最多の24回ノミネートされ、監督賞を一度、脚本賞を三度受賞しているという最高レベルの俳優であり、監督であり、脚本家でもある人物です。

彼は、20代から精神分析治療を受けていると公言しています。

現在も精神分析を受けているという話があり、だとすると60年も精神分析を受けているということになります。もちろん、アメリカは、経営者やセレブリティと言われるような人は、かかりつけの精神科医を持つのが当たり前とされるくらいメンタルヘルスに気を遣う国なので、さもありなんということになりますが、精神分析の伝統からするととんでもない話です。

というのも、通常は5、6年で精神分析を終え、その後は精神的自立をするというのが、典型的な精神分析治療だからです。つまり、アレンは、いつまでも精神分析をやめられないダメ患者、甘えん坊患者で、その治療者（最初の治療者が今も生きているとは考えづらいので、途中で代わっていることでしょうが）はいつまでも治せないヘボ医者ということになります。

ところが、コフート学派では、アレンは、治療者に頼りながら、精神的に大きな問題を起こすことなく（アレンには離婚歴がありますが、アメリカでは離婚は珍しくありません。児童虐待の疑惑はありましたが、訴追はされませんでした）、長年にわたって社会的に成功を収めているので、理想的な患者さんということになります。治療者のほうも、アレンの依存を許しながら、その成功を支え続けてきた優秀な精神分析家とみなされます。

さて、コフート学派では、精神分析の場で、素直な依存を体験するうちに、最終的には、人間というのは頼ってもいいものだ、信頼してもいいものだと思えるようになることを目標にします。もちろん、世の中には悪い人もいますが、すべてがそうではなく、頼りになる人もいるのだと自覚させるのです。

アメリカ（に限らず、日本も含めて世界中）では、虐待する親が問題になっていますし、日本でも毒親とか、親ガチャという言葉も使われるようになってきました。

親に愛されなかった、親に甘えることができなかった子どもは、なかなか人間を信じたり、頼りにしたりできません。ましてや虐待を受けた子どもはもっとそうでしょう。

アメリカの精神分析は正式なものだと週に4、5回受けます。私自身もアメリカで経験しましたが、このくらい密に人に自分の悩みを打ち明け、ときに内緒にしていることを話し、それを聞いてもらえると、少なくとも、よほど病理が重い人でなければ、治療者を信頼できる人として体験できるようになります。うまくすれば、ほかの人にも頼ってみようかなと思うようになるでしょう。

金と時間がかかるため、本家と言えるアメリカでも落ち目になっているとされる精神分析治療ですが、確かにこのことによって、かなり重いパーソナリティ障害の人が、人に頼れるようになるという点で、今でもこれが必要な人がいると私は信じていますし、それにもっとも適したのがコフート学派だと言えるでしょう。また、素直に人に頼れないが、社会的・金銭的に成功を収めた富裕層の人にも人気の精神療法になっています。

すでに述べた通り、物質（麻薬や覚せい剤を含む薬物、アルコールなど）や行為（ギャンブル、セックス、買い物など）への依存症を治すためにも、もっとも有効な治療は自助グループとされています。

同じ問題を抱えた人間同士で、自分の弱さをさらけ出し、ときにははげましあって、依存症を脱却しようとするものですが、その一番大切なテーマは物質や行為への依存から人への依存に変わっていくことだとされています。

本書で紹介したさまざまな疎外感は一筋縄ではいかないものばかりですが、それでも素直な依存を体験させることで、自分はひとりじゃないんだ、人を頼っていいんだと思えるようになれれば、かなり疎外感から脱却できると私は信じています。

人と接していなくてもいいという開き直り

一方で、森田療法という心の治療法では、「かくあるべし」に苦しむ人を楽にさせることが治療だと考えます。今、国際的にももっとも人気のある認知療法という治療法でも同様の考え方があります。

結婚しなければならない、子どもを産まなければならないというような世間の常識（かなり古い常識ですが）に苦しむ人は今なおいます。

そのため、女性は40歳までに結婚して子どもを産まなければいけないと焦ることになるわけですし、男性も結婚していないと半端な人間のように自己卑下をする人はかなりの数います。

今はダイバーシティという言葉が盛んに使われ、多様な人がいていいし、多様な生き方があっていいという考え方があります。

親友がいなくても、パートナーがいなくても、ひとりっきりでもいいという開き直りができれば、疎外感に苦しむ人がかなり楽になるかもしれません。

このような「かくあるべし」からの脱却への促しも、精神医学の重要な仕事なのでしょう。実際、森田療法や認知療法の治療者は、それを日常的にやっています。

たとえば、現在、文科省は不登校を悪いこととしないという方向性を打ち出していますし（その割には、入試面接や前述した観点別評価で、不登校を減点の対象にしていることを実質的に放任していますが）。

いじめを受けたり、学校の人間関係がつらいなら、学校には行かなくていいということを明言しているのです。無理をして、学校に行き、さらに心の苦しみが増し、自殺するよりましという考え方です。

８０５０問題が話題になってから、引きこもりが長く続くことに親が焦ることが多くなりましたが（それまでももちろん焦っていたのですが）、私の見るところ、親が焦れば焦るほど、引きこもりの人間は外に出ることが難しくなるという傾向があるようです。

もう引きこもっていてもいいやと親が開き直ったりすると、意外に数カ月とか数年のうちに引きこもりが解消されるということが珍しくないという話も精神科医の仲間から聞いたことがあります。

日本では、集団に入れないとか、友達が少ない、それどころか友達がいない人間を欠陥人間と見る傾向があります。

人付き合いが苦手な人間には、これが大きなストレスになりますし、上手に周囲と合わせないといけないという気持ちが余計なプレッシャーになります。

そういう人に、ひとりでもいいんだと思えるようにしてあげることは、精神科医や心理カウンセラーの重要な仕事かもしれません。

私は、さまざまな意味で、コロナ自粛政策に反対してきましたが、数少ない救いは、ひとりでいることの楽さを多くの人に体験させたことと、テレワークの普及だと考えています。

学校に行かなくてすむ、会社に行かなくてすむということでストレスやプレッシャーが緩和された人はかなり多いでしょう。

会いたくない人に会わなくてすむ勉強や仕事のしかたがあるし、無理に人に会ったり、友達を作ったり、人に合わせたりしなくていいということを、コロナ禍を通じて気づいた人が増えたとすれば、それがコロナ禍の不幸中の幸いかもしれません。

ひとりを楽しむ能力を与える

さて、疎外感というのは主観的なものだという考え方もあります。

大勢友達がいるが、つながりを保つために頑張って周囲と合わせているという人は、実は疎外感を覚えているのではないかというのは、これまで書いてきた通りです。

逆に世間では、ひとりぼっちと思われている人の中には、自分の趣味の世界などで幸せを感じている人も少なくありません。

私はコロナの自粛政策が嫌いで、この3年間、かなり旅行に出かけましたが、普段なら取れない列車の席が取れるので、それを喜ぶ鉄道オタクの人を大勢見かけました。とくにJR九州の管内には、面白い列車がいろいろと走っていて、その一番前の席に陣取って、心の底から幸せそうな笑顔を浮かべて写真や動画を撮っている人を見かけました。

グリーン席には私とその人しかいないのですから、三脚も立て放題です。

こういう人たちには疎外感は無縁な気がしました。仮に疎外感を持つとすれば、周囲がバカにしたようなことを言うからでしょう。

少なくとも、ひとりでもいいんだという感覚を持ってもらったとすれば、次の我々の仕事は、ひとりを楽しんでもらうということになるかもしれません。

ゲームを含めて、現代社会には、ひとりを楽しむツールは数多くあります。

ただ、疎外感を覚えている人の多くは、意外にそういうものを楽しんでいません。現実を楽しむ能力のようなものが低いから、引きこもったり、疎外感を覚えたりするというのは、私の臨床感覚からもしっくりきます。

あれこれと試してもらって、その人が本当に楽しいと思えたときに、やっと疎外感から解放されるのでしょうが、それは意外に長い道のりかもしれません。

でも、疎外感を覚えている人たちが、人間や治療者を信じていなくても、周囲の人間や医師やカウンセラー側は、きっと楽しんでもらえるものがあるはずだと信じるしかありません。

相手が変わるはずだと信じて、根気よくいろいろとトライしてもらう。それもしようとしないなら、やる気になるまで待つくらいの長い対応が必要だと思えてなりません。

日本に生まれた不幸

ただ、残念なのは、日本には、前述のようなコフート学派の精神分析をやってくれる医師や、そのほかの手立てで疎外感に苦しむ人を助けることができる精神科医がきわめて稀《まれ》だということです。

全国に82も大学の医学部があるのに、私のように精神療法（カウンセリングなど会話を通じた治療）をずっと専門としてきた人間が、精神科の主任教授となる大学はひとつもありません。

精神科の教授というのは、教授会で決めるのですが、多数決をやると必ずと言っていいほど、脳の研究者のような人が選ばれて、心の治療を一生懸命やってきた人は選ばれません。

ゲーム依存症にしても、ＰＴＳＤにしても、薬では治らない心の病が、むしろ精神医学のメインテーマなのに、ろくに臨床もしないで動物実験ばかりやってきた人を精神科の教授に選ぶ大多数の医学部教授は、人間には心がないと思っているようです。また、医学生は、原則的に精神医学の講義以外で人間の心のことを習う機会はありません。

おかしな医者が多いから、そうならないように全国82のすべての大学で入試面接が行われているわけですが、人間の心の傷つきがわからないような人間に面接で「医者に向いてない」と決めつけられて、医学部を落とされる受験生は気の毒でなりません。教授がこの人は医者に向いていないと決めつければ落とされる入試システムであるために、医学部を批判する医者はほとんどいなくなりました。自分の子どもが医者に向いていないと決めつけられるリスクがあるからです。医学部の現状を考えると、私も十分そうしたリスクはあり得ると思っています。

入試面接がなかった頃は、医学部は比較的学生運動の多い学部でしたが、今は教授が論文を改ざんしようが、研究費を不正使用しようが、みんなが黙っている……。

何が言いたいかというと、入試面接が廃止されない限り、医学部は改革されないだろうということです。ということは、疎外感で苦しむ人が増えても、それを診ることができる精神科医はほとんどいない状態が続くのです。今の精神科医のほとんどは、まともな心の治療のトレーニングを受けていないため、薬で治せない心の病や心の傷にはお手上げなのです。

これが日本の精神医療の現状です。

代わりに、日本では臨床心理士や公認心理師が心のケアにあたっています。公認心理師というのは、2017年にやっとできた国家資格です。彼らの多くはスクールカウンセラーなどをやっていますが、大学院を出て、合格率が6割（医師国家試験の合格率は9割を超えます）という難関資格なのに、これも厚労省か医師会の意地悪のせいか、薄給（年収400万円程度と聞きます）のままです。

それでも、少しずつ開業などして心のケアを行う公認心理師は増えています。

心の病、とくに薬で治らないような心の病を抱える人たちは、それだけでも不幸なのに、日本に生まれたという二重の不幸を抱えることになります。引きこもりがなかなか治らないのもそこに大きな原因があると私は見ています。

でも、疎外感に苦しむ人、あるいは、家族などその周囲の人たちは、あきらめないでそういう心のケアを行う人々に救いを求めてほしいと思います。

私自身、大学院の臨床心理学専攻で長年教員をやっていました。日本の場合、ある学派の精神療法を学んでいる人は、ほかの学派のやり方をあまり知らない人が多いという状況もあります。またカウンセラーというものは必ず相性があるので、すぐに相性のいい治療者にあたるとは限りません。

でも、何人かあたっているうちに必ず、自分に合った治療者が見つかるはずです。

この人は信頼できる、この人といると心が楽になるという治療者を見つけることによって、疎外感脱出に近づけることは間違いありません。

もちろん、周囲と合わせるのはうっとうしいけれど苦しいというほどではない人は、無理に治療する必要はありませんし、ひとりを楽しめる人はそれでいい。

でも、今、疎外感に苦しんでいるなら、まずは動いてみてほしいのです。

なかなか、人や、そういう治療を信用する気になれないでしょうが、その気になることが、疎外感脱出の第一歩なのですから。

和田秀樹（わだ ひでき）

一九六〇年大阪府生まれ。一九八五年東京大学医学部卒業。精神科医。立命館大学生命科学部特任教授、ルネクリニック東京院院長。三〇年以上にわたり高齢者医療の現場に携わっている。主な著書に『受験学力』『70歳が老化の分かれ道』『80歳の壁』『不老脳』『わたしの100歳地図』『病気の壁』『どうせ死ぬんだから　好きなことだけやって寿命を使いきる』『50歳の分岐点～差がつく「思秋期」の過ごし方』など多数。

疎《そ》外《がい》感《かん》の精《せい》神《しん》病《びょう》理《り》

二〇二三年九月二〇日　第一刷発行　　　　集英社新書一一八二E

著者……和田《わだ》秀樹《ひでき》

発行者……樋口尚也

発行所……株式会社集英社

東京都千代田区一ツ橋二-五-一〇　郵便番号一〇一-八〇五〇

電話　〇三-三二三〇-六三九一（編集部）
　　　〇三-三二三〇-六〇八〇（読者係）
　　　〇三-三二三〇-六三九三（販売部）書店専用

装幀……原　研哉

印刷所……凸版印刷株式会社

製本所……加藤製本株式会社

定価はカバーに表示してあります。

ISBN 978-4-08-721282-2 C0211